一分钟急症自救手册

YIFENZHONG JIZHENG
ZIJIU SHOUCE

王泽生 编著

山西出版传媒集团
山西科学技术出版社

图书在版编目（CIP）数据

一分钟急症自救手册 / 王泽生编著 . — 太原：山西科学技术出版社，2021.5

ISBN 978-7-5377-6097-3

Ⅰ . ①一… Ⅱ . ①王… Ⅲ . ①急性病－自救互救－图解 Ⅳ . ① R459.7-64

中国版本图书馆 CIP 数据核字（2021）第 048505 号

一分钟急症自救手册

编　　著	王泽生	
策 划 人	宋　伟	
责 任 编 辑	翟　昕	
助 理 编 辑	文世虹	
封 面 设 计	吕雁军	

出 版 发 行	山西出版传媒集团·山西科学技术出版社
	地址：太原市建设南路 21 号　邮编　030012
编辑部电话	0351-4922078
发行部电话	0351-4922121
经　　销	各地新华书店
印　　刷	山西新华印业有限公司

开　　本	787mm×1092mm　1/16
印　　张	10.5
字　　数	123 千字
版　　次	2021 年 5 月第 1 版
印　　次	2021 年 5 月山西第 1 次印刷
书　　号	ISBN 978-7-5377-6097-3
定　　价	32.8 元

前　言

　　这本书总结了笔者多年的临床经验，并参考近年最新的国际、国内指南，介绍了日常生活中常见急症的表现及自救、治疗和预防的方法，有较强的实用性和一定的权威性，是急救人员的参考书。

　　本书的"自救"是指医院外的所有救助，包括本人的自救和旁人的救助，对于常见急症第一时间的救助做了详细的叙述，实施这些救助在关键时刻可救人一命。

　　书中的"治疗"部分既参考了近年国际、国内的最新指南，也结合了教科书和临床经验，力求做到"最新与经典的结合"，可供医务人员和对医学有兴趣的朋友学习参考。其中的"用药剂量"参考了国际指南的推荐，可能有不适合国内病人的部分，实际应用时可结合药物说明书和用药经验做适当调整。

书中的"预防"部分，对于所有人都是有益的，可作为日常预防和保健指导。

为了广大非医务人员使用方便，本书特增加了"症状索引"，以便急用现学。但是，"症状索引"只是大多数情况下的症状。任何事物都不是绝对的，医学领域也一样，经常也有例外，有的少见病例需要到医院后，通过辅助检查和医生诊断才能明确。亦有些罕见病例，即使有经验的医生也难以做出明确诊断。所以，读者最好是先通读本书，对全书有一个总的了解，以后遇到问题时，才较容易做到心中有数。

目 录

一 心脏骤停

心脏骤停是常见的最为致命的急症。在人们看来，心跳停止即人已死亡，但实际上心跳停止并不等于死亡，如能在 4min 内开始心肺复苏，则抢救成功率可达 50%。对于心脏骤停的救助最重要的是时间，4min 常常意味着不能等医务人员来救助，而是身边人施以援手。

 病因

（一）心脏原因

1.冠状动脉粥样硬化性心脏病（简称冠心病）：急性心肌梗死是心脏骤停最常见的原因，占心脏骤停的 80% 以上。

2.其他心脏病：梗阻性肥厚型心肌病、主动脉瓣狭窄、先天性心脏病如法洛四联症等。

3.心脏电生理异常：如长 QT 综合征、预激综合征等。

以上这些心脏原因引起的心脏骤停称为心源性心脏骤停。

（二）非心脏原因

1.严重缺氧。

2.严重低钾或高钾等电解质紊乱。

3.体温过高或过低。

4.过低血容量，如大量失血。

5.严重低血糖或高血糖。

6.服用某些药物。

7.心包填塞。

8.肺栓塞。

9.主动脉夹层动脉瘤破裂。

10. 气胸。

11. 重度哮喘持续状态。

12. 溺水。

13. 严重创伤。

14. 电击。

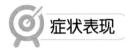 **症状表现**

（一）心脏骤停的临床表现

1. 突然意识丧失、昏厥，一般发生在心脏骤停的 5~10s，当超过 5~10s 可出现抽搐、惊厥，即"阿 – 斯综合征"。

2. 颈动脉搏动消失。

3. 触诊心前区搏动消失。

4. 叹息样呼吸，随之呼吸停止，出现发绀，多在心脏骤停后 20~30s 发生。

5. 瞳孔散大，皮肤、黏膜发绀，多在心脏骤停后 30~60s 发生。

6. 伤口不再出血。

注意：不论心脏骤停的原因是哪一种，其临床表现是一致的。为了尽早做出判断，不需要按上述表现——判断，更不能等待做心电图。

（二）心脏骤停的简化判断步骤

1. 病人突然意识丧失、晕厥，大声呼叫无反应。

2. 立即看呼吸和摸脉搏（颈动脉脉搏较易触摸，位置在下颌角下方一横指处）。

3. 如呼吸异常，呼吸叹息样或停止，也摸不到脉搏，应立即开始心肺复苏。

附：以上内容参考《2020AHA 心肺复苏和心血管急救指南》（AHA：美国心脏协会）。

心脏骤停要求在 10s 内做出判断，但即使是医务人员有时也未必能在这极短时间明确判断，那么实际中，判断心脏骤停主要看"意识""呼吸""脉搏"，根据突然丧失意识、呼吸异常、无脉搏等立即开始心肺复苏。

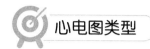 **心电图类型**

1.心室颤动（VF，简称室颤）、心室扑动、无脉性室速：占心脏骤停的 90% 以上，其中以心室颤动最多见。心室颤动是心室以 310 次 /min 左右的频率急速颤动，而丧失了心室收缩功能，但还有电活动。同样，心室扑动、无脉性室速也存在电活动。这一类型的心脏骤停相对来说是最有可能复苏的。

2.无脉性电活动：过去也叫电 - 机械分离，存在电活动，心电图上可见到宽大畸形的 QRS 波，心率 20~30 次 /min，但无心肌的机械收缩。

3.心脏停搏：心脏停止跳动，亦无任何电活动。

以上 2、3 类型，即"无脉性电活动"和"心脏停搏"的心肺复苏成功率较低。

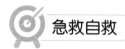 **急救自救**

心肺复苏分为两个阶段：

第一阶段：基础生命支持或基础抢救（BLS，basic life support）。

第二阶段：高级生命支持或全面抢救（ALS，advanced life support）。

第一阶段的心肺复苏（CPR，cardiopulmonary resuscitation）。就是在发现心脏骤停者后进行的现场第一时间的救助，而第二阶段则是在现场复苏成功后或病人进入医院后所做的进一步的全面治疗。下面分别叙述。

基础抢救（急救自救）是在发现心脏骤停者后立即开始的救助，包括了 C、A、B、D 四个步骤，方法如下。

1. 胸外按压（C circulation）

操作要点：

（1）病人平卧在地上或硬床上（**注意：不能在软床上**），施救者松解病人衣领及裤带。

（2）施救者将一手掌根部置于病人胸骨中下 1/3 交界处（**注意：不是心**

脏部位，男性按压部位是两乳头连线中点），另一手覆盖其上，并伸直双臂。（图1-1）

（3）按压深度：成人5cm，不超过6cm；小儿4cm，不超过5cm。

（4）按压频率：100~120次/min，即2次/s；避免过多的通气（人工呼吸），以减少胸外按压的中断。

注意：尽早实施胸外按压至关重要。《2020AHA心肺复苏和心血管急救指南》再次强调了这个的重要性，并且指出：最新证据显示，即使没有真正心跳停止而实施了胸外按压，其害处也是小的。

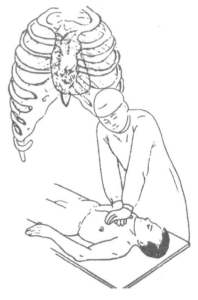

图1-1　胸外按压操作示意

施救者在不能确定病人有无脉搏的情况下，放弃对可疑心跳骤停者的尽早胸外按压，其害处大于不必要的胸外按压。

2. 开放气道（A Airway）

按压30次后，抬起病人下颌，使下颌线与地面垂直，清除口腔中的异物（分泌物、假牙等），此即为开放气道。这一过程动作要快，以尽量缩短胸外按压的中断时间。（图1-2）

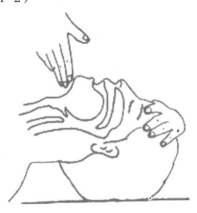

图1-2　开放气道操作示意

3. 人工呼吸（B Breathing）

紧捏病人鼻子，施救者向病人口腔吹气（口对口人工呼吸）2 次，要能看到胸部起伏后再下降（图 1-3）。吹气 2 次后再进行 30 次的胸外按压，然后再吹气 2 次……即 30：2，如此反复循环，直到病人的呼吸恢复或复苏无望而放弃。如有两人做心肺复苏，可一人做胸外按压，另一人每 6s 吹气 1 次，在人工呼吸时不要中断胸外按压。（图 1-3）

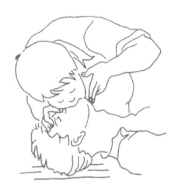

图 1-3　人工呼吸操作示意

纵观上面叙述，可看出顺序，胸外按压（C）→开放气道（A）→人工呼吸（B）。即 CAB 的顺序，而不是以前推荐的 ABC 顺序。

其中胸外按压（C）是最主要的。《2017AHA 心肺复苏和心血管急救指南》推荐，对于未受训人员或仅接受过胸外按压培训的人员，院外急救时可以只做连续胸外按压，这是在回顾比较了仅做胸外按压与胸外按压＋人工呼吸的结果得出的结论。当然，如有条件能做胸外按压＋人工呼吸还是好的。

4. 除颤（D Defibrillation）

如体外除颤器到来，可立即进行电击除颤，而不必等心电图的结果，即所谓"盲目除颤"。除颤前根据电极板上的标识，将除颤器的两个电极板一个置于心脏右上方，另一个放在心尖部，并压紧。如有可能，可用导电糊。用"非同步"电除颤，先给予 200 焦耳，除颤后再紧接 2min 的 CAB。如不成功可加至 250~300 焦耳再次除颤，并紧接 2min 的 CAB，仍不成功可加大焦耳再重复除颤，但最大不超过 360 焦耳，现在除颤器上最大可用的也就是

360焦耳。（图1-4）

如发现心脏骤停者，同时现场有除颤器，可先除颤后再接着做CAB。除颤进行得越早越好（许多公共场合都备有除颤器）。

注意：不要做连续两次的电除颤。《2020AHA心肺复苏和心血管急救指南》做出有关电除颤操作的改变，不再推荐连续两次的电除颤。

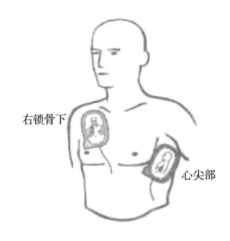

右锁骨下

心尖部

图1-4 电极板放置位置

5. 心肺复苏后

当自主心跳、呼吸恢复后表示第一阶段的心肺复苏已成功。这时，应使病人由原来的平卧位改为侧卧位，以避免呕吐物堵塞气道。如心跳、呼吸再次停止，需要将病人恢复成平卧位，再次实施上述的CABD的步骤。（图1-5）

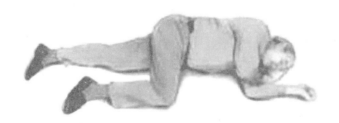

图1-5 心肺复苏成功后的体位

以上就是心肺复苏第一阶段的内容，也就是在现场所能做到的，可概括为心肺复苏 CABD。

心肺复苏是一个艰苦的工作，但施救者总是怀着这样的希望——病人因施救而复活。同时施救者也是在尝试追求一种成就。

心肺复苏操作并不难。在西方，要求所有的公务人员（警察、消防员、政府职员等）以及各类服务人员、大学生等都要掌握。在生活中，由于周围非医务人员及时施救，复苏成功的例子也很多。现在我国人民文化水平普遍较高，这一救命措施也是容易掌握的。对于有心脏病病人的家庭更应学习掌握。

时间就是生命。只要发现有心脏骤停者，应尽早争取在 4min 内开始上述心肺复苏。倘若如此，复苏成功率还是较高的。常见的病人因室颤引起心脏骤停如能立即复苏，成功率可能达到 100%。

心肺复苏的关键是上述第一阶段的基础抢救，即"CABD"。

综上所述，总结如下：

第一步，施救第一时间立即先做 30 次胸外按压（C）。注意位置、深度、频率。

第二步，开放气道（A），抬下颌使下颌线与地面垂直，清除口腔异物（分泌物、假牙等）。

第三步，人工呼吸（B），捏鼻，口对口吹气 2 次，要看到胸部起伏。

按照 30 次胸外按压接 2 次人工呼吸，即 30：2 反复操作直到"成功"或"放弃"。

第四步，除颤（D），如有除颤器，立即盲目除颤，除颤越早越好。

🎯 治疗方案（最新与经典结合，可供医务人员参考）

当病人经现场 CAB 或 CABD 抢救，自主心跳、呼吸恢复后，应立即送其至医院，实施心脏复苏的第二阶段——全面抢救，这很重要。如仅是自主心跳、呼吸恢复后未能进行进一步的后续治疗，则可能前功尽弃。而心跳、呼吸亦可能再次停止。

注意：上述第一阶段的基本步骤胸外按压（C）→开放气道（A）→人工呼吸（B）→除颤（D）是第二阶段治疗的基础，在必要时要贯穿其中。

ALS 的 4 个基本要点：维持有效循环，维持有效呼吸，保护脑、肾，支持疗法。

1. 维持有效循环

前提需具备下列措施：

1）如需要，CABD 应贯穿其中；

2）心电、血压及其他生命体征监测；

3）吸氧；

4）保持静脉通道开通；

5）判断与治疗可逆原因。

维持有效循环，包括下面内容：

1）无脉骤停的治疗；

2）缓慢心律失常的治疗；

3）有脉快速心律失常的治疗；

4）急性肺水肿的治疗；

5）休克、低血压的治疗；

6）相关病人的紧急冠脉造影。

下面分别叙述。

（1）无脉骤停

1）可除颤的：心室颤动、心室扑动、室性心动过速（VT，简称室速）→立即进行 200、200~300、360 焦耳的非同步电除颤→紧接 2min 的 CAB →检查心律。如未恢复再次电击除颤→紧接 2min 的 CAB →副肾素（即肾上腺素）1mg iv，3~5s 可重复。如未恢复再次电击除颤，紧接 2min 的 CAB →胺碘酮 300mg iv，可加 150mg 再次注入；利多卡因 1~1.5mg/kg，可加

0.5~0.75mg/kg，极量 < 3mg/kg；尖端扭转型室速：镁剂 1~2g iv。如心跳未恢复，应再次电击除颤，紧接 2min 的 CAB。

　　静脉注射上述药时，均不要停止 CAB，如心跳未恢复可再次电除颤，紧接 2minCAB。因为电除颤成功后的几分钟内可能出现心脏停搏或严重的心动过缓。只有 25%~40% 的电除颤病人可在 60s 内恢复有意义的心跳。所以电除颤后如仅仅等待观望，即使几十秒的时间都可能失去复苏成功的机会。

　　〔对于反复发生的室颤（≥ 2 次 /24h）谓之"交感风暴"，可用药物剂量、用法见下述"（3）有脉快速心律失常 1）QRS 波窄、齐"的治疗。〕

　　2）不可除颤的：心脏停搏、无脉电活动→立即 2min 的 CAB →副肾素 1mg iv，3~5s 可重复→紧接 2min 的 CAB。

　　以后如转为可除颤的 VF、VT，即转入上述"1）可除颤的"；如仍为不可除颤的即重复上述"2）不可除颤的"。

　　3）寻求并治疗可逆原因：如低血容量、缺氧、酸中毒、高 / 低血钾、低血糖、低体温、中毒、心包填塞、张力性气胸、血栓（冠状动脉或肺动脉）、创伤等。

　　（2）缓慢心律失常（HR < 60 次 /min）

　　1）灌注充分：观察。

　　2）灌注不足：准备经皮起搏，二度Ⅱ型 / 三度房室传导阻滞不要延误。准备经静脉起搏，阿托品 0.5mg iv，可加量重复，总量 < 3mg；副肾素 1mg iv，可重复，或 2~10mg/min ivgtt；异丙肾上腺素（即异丙肾）0.5~1mg 溶于 5%GS（葡萄糖溶液）250~500ml 中，ivgtt 缓慢，小量开始，渐加量；多巴胺 2~10μg/（kg·min），ivgtt。

　　因药物治疗严重缓慢心律失常时，效果常常不显著，所以心脏起搏（包括经皮与经静脉）非常重要。

　　3）寻求并治疗可逆的原因［同上述（1）"无脉骤停 3）寻求并治疗可逆原因"］。

（3）有脉快速心律失常

病情稳定（观察意识、胸痛、低血压或休克等症状确定）。

1）QRS 波窄、齐（阵发性室上性心动过速）

①试用迷走神经刺激法（见"七 心律失常 阵发性室上性心动过速"的治疗；②腺苷 6mg，快速 iv，最多重复 12mg 两次，如转复，可能为折返性阵发性室上性心动过速，如复发可再用腺苷；③硫氮卓酮 10mg 稀释后 3min 内 iv，15min 后可重复；④ β 受体阻断药如美托洛尔 5mg，3~5min 内 iv，5min 后可重复，总量 10~15mg。

如未转复，可能为心房扑动、房性心动过速，则需控制心室率：①硫氮卓酮 30~60mg/ 次，每日 3 次（Tid）po 或每日 4 次（Qid）po，或硫氮卓酮缓释片 30~60mg/ 次，每日 2 次（Bid）po；②美托洛尔 25~100mg/ 次，Bid 或 Tid po；③比索洛尔 2.5~10mg，Qid po。

以上三药均开始用小量，1~2 日后酌情逐渐加量。

如情况紧急，可用硫氮卓酮静脉注射（剂量、用法同上）或美托洛尔静脉注射（剂量、用法同上）。

2）QRS 波窄、不齐（心房颤动、心房扑动、多源性房性心动过速）

控制心室率，硫氮卓酮、美托洛尔、比索洛尔口服（剂量、用法同上），如情况紧急，可硫氮卓酮或美托洛尔静脉注射（剂量、用法同上）。

3）QRS 波宽、齐（室速？）

①胺碘酮 150mg iv（≥ 10min），可重复，总量 < 2.2g/d；②利多卡因 50~100mg 首次 iv（2~3min），5min 后可重复给 50mg 数次，总量 < 300mg/24h；③可用普鲁卡因胺 100mg/ 次 iv（≥ 5min），5~10min 后可重复，总量 ≤ 10~15mg/kg；④苯妥英钠 100mg/ 次 iv（≥ 2~3min），10~15min 后可重复，总量 < 500mg；⑤亦可用腺苷 iv（剂量、用法同上）。做初步诊断和治疗，若转复可能为阵发性室上性心动过速；不能转复可能为室性心动过速。

4）QRS 波宽、不齐

①心房颤动伴室内差异性传导：控制心室率，硫氮卓酮、β 受体阻断药(剂量、用法同上)；②心房颤动伴预激综合征：避免使用阻滞房室结的药物（如腺苷、地高辛、硫氮卓酮、异搏定等），可用胺碘酮 150mg iv（ ≥ 10min ）（剂量、用法同上)；③多形性室性心动过速：可用胺碘酮（剂量、用法同上)，并请专家会诊，可试用 β 受体阻断药 iv；④尖端扭转型室速：首先用镁剂 1~2g 加入 5%GS 40ml 中，5~60min 静脉注射，然后用 8mg/min 维持，不宜使用胺碘酮、利多卡因等。可短时试用阿托品、异丙肾等。病情不稳定：立即同步电复律。

（4）急性肺水肿（急性左心衰）

一线治疗：

1）吸氧，如需要，可考虑气管插管；

2）硝酸甘油 0.3mg 舌下含服；

3）速尿（即呋塞米）0.5~1mg/kg iv；

4）吗啡 2~4mg iv。

二线治疗：

1）SBP（收缩压）> 100mmHg，硝酸甘油 10~20μg/min ivgtt；

2）SBP 70~100mmHg 且无休克征象，多巴酚丁胺 2~20μg/（kg·min）ivgtt；

3）SBP 70~100mmHg 且有休克征象，多巴胺 2~20μg/（kg·min）ivgtt；

4）SBP < 70mmHg 且有休克征象，去甲肾上腺素 0.5~30μg/min ivgtt。

进一步的诊断治疗：

1）治疗可逆原因〔同"上述（1）无脉骤停3）寻求并治疗可逆的原因"〕；

2）肺动脉导管；

3）主动脉球囊泵；

4）经皮冠状动脉介入治疗（PCI）；

5）外科或其他治疗。

（5）休克、低血压

容量问题：

1）输液、输血，病因治疗。

2）考虑升压药① SBP ＜ 70mmHg 且有休克征象，去甲肾上腺素 0.5~30μg/min ivgtt；② SBP70~100mmHg 且有休克征象，多巴胺 2~20μg/（kg·min）ivgtt；③ SBP70~100mmHg 且无休克征象，多巴酚丁胺 2~10μg/（kg·min）ivgtt；④ SBP ＞ 100mmHg，硝酸甘油 10~20μg/min ivgtt。

泵问题：

1）依据血压使用升压药（剂量、用法同上）；

2）米力农 25μg/kg iv，10~20min，继以 0.375~0.75μg/（kg·min）ivgtt；

3）西地兰 0.4~0.6mg 注入 20~40ml 5%GS 中缓慢注射或小壶入（**注意**：急性心肌梗死 24h 内不用米力农或洋地黄类）。

心律问题：

缓慢心律失常〔上述 "1 维持有效循环（2）缓慢心律失常"〕，快速心律失常〔治疗同上述 "1 维持有效循环（3）有脉快速心律失常"〕。

（6）对于可能的心源性心脏骤停者

自主心跳、呼吸恢复后，如心电图示 S-T 抬高，建议紧急冠脉造影，以确定后续治疗方案。

2. 维持有效呼吸

1）吸氧（鼻导管、面罩）；

2）呼吸兴奋剂；

3）气管插管、气管切开；

4）呼吸机（有创、无创）；

5）使用定量二氧化碳监测仪以监测气管插管位置。

3. 保护脑、肾

（1）保护脑细胞

1）卧床、安静休息、使用冰帽；

2）给予脑卒中的对症治疗。

（2）保护肾脏

1）纠正酸中毒和电解质紊乱，维持酸碱平衡、电解质平衡；

2）少量多巴胺扩张肾血管；

3）适当使用利尿剂。

4. 支持疗法

（1）根据病情给予适宜的热量、水分、电解质、维生素等；

（2）做低温诱导，保持体温降至 32℃~36℃，并至少维持 24h；

（3）控制血糖。

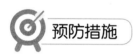 **预防措施**

这是一个太广泛、太复杂的问题，不可能一一详述。但下列措施是我们应该做到的，也是可能做到的。

1. 冠心病（主要是急性心肌梗死）是心脏骤停最主要的原因，做好冠心病的预防也就是预防了绝大多数的心脏骤停。另外，冠心病的预防亦可视作大多数心脑血管病的预防。

没有冠心病病史，但有冠心病危险因素的人要做冠心病的"一级预防"，要培养健康的生活方式，包括饮食、锻炼、戒烟、限酒、保持心理健康等。

既往有冠心病病史的人要严格进行冠心病的"二级预防"，以避免心脏骤停、急性心肌梗死、心力衰竭等严重后果。

关于冠心病一级预防和二级预防的内容可参阅后文"五 急性心肌梗死预防措施"。

2. 避免可能的诱因，如过劳、大怒、大量饮酒、大便过于用力等。

3.防止各类意外伤害。

4.治疗一些可以治疗的心脏病，如主动脉瓣狭窄、梗阻性肥厚型心肌病、长 QT 综合征、心室颤动等。

附：《2020 AHA 心肺复苏和心血管急救指南》11 点主要新变化

1.加强规程和视觉的帮助，提供了对于 BLS、ALS 复苏情景易于记忆的指南。

2.再次强调非专业救护人员尽早开始 CPR 的重要性。

3.再次肯定了以往推荐的副肾素的使用，并且强调尽早使用。

4.建议使用实时的视听反馈以保持 CPR 的质量。

5.连续监测"动脉血压"和"呼气末二氧化碳（$ETCO_2$）"对于改善 CPR 的质量是有用的。

6.依据最新证据，不再推荐连续两次的电除颤。

7.ALS 中，静脉给药是最好的。如果静脉给药不行，"骨内给药"（intraosseous IO）也是可以接受的。

8.对于恢复自主循环的病人（ROSC），要求密切关注下列项目：

（1）氧合作用；

（2）血压控制；

（3）PCI 的评估；

（4）目标体温的管理；

（5）多种类型的神经功能预测。

9.复苏后的病人出院后恢复期长，我们应该有正式的评估，以及对他们体力、认知、社会心理的支持。

10.复苏后，对非专业救护人员、急救人员和医护人员的汇报，有益于他们的心理健康，能够提升他们的幸福感。

11.妊娠者心脏骤停的管理注重于产妇的复苏，如果为了抢救婴儿和改善母亲的复苏机会，有必要做早期剖宫产的准备。

二 异物卡喉

在日常生活中，我们不时会遇到异物卡喉，这种情况可发生于成人和小孩。因食物（异物）卡在咽喉部或大气管上端引起呼吸道阻塞，可引起窒息，如未能及时救治可能致死。

老年人因咽反射及吞咽反射减弱，常常在吃饭时引起咳嗽。但如果异物卡在咽喉部及大气管，且异物体积较大则可阻塞气道。病人会突然窒息，面色发绀，如不及时解除这种阻塞，则可致死。卡喉是老年人常见的猝死原因之一，占猝死原因的第六位。

孩子（尤其是 5 岁以下小儿）因消化道发育还未完全成熟，又喜欢吮咬东西，吃东西易狼吞虎咽，或边吃东西边玩耍打闹、奔跑等，都容易引起异物卡喉。如不及时救治，严重者亦可致死。异物卡喉为婴幼儿意外伤害的头号杀手。

如果掌握了异物卡喉的救治方法，即"海姆立克急救法"，则可及时挽救异物卡喉的成人或小孩的生命。

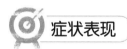 症状表现

1.成人异物卡喉常发生在进食同时大声说话、大笑时。小孩则易发生在进食时哭闹或进食时奔跑、打闹，也可能因误吃入异物（如纽扣、塑料袋等）而引起。

2.异物较大可阻塞咽喉部、大气管，引起呼吸困难、发绀，甚至窒息（呼吸停止）。异物较小可引起声音嘶哑、咳嗽、咯血、呼吸困难、疼痛等，出现喘鸣音。

所以在进食中突然出现呼吸困难、发绀、声音嘶哑甚至窒息时，首先要想到可能是异物卡喉。对于小孩，即使不是在吃东西，有时亦有可能吃进一些非食物性的异物而发生此种意外。

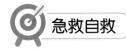

急救自救

病人可先行尝试咳嗽，或刺激咽喉部强制呕吐，看能否咳出或吐出异物。

如不行则用下述方法：

病人如可以站立，施救者站在病人背后。如病人不能站立，施救者可采用"前腿弓，后腿蹬"的姿势，使病人坐在施救者弓起的大腿上。施救者双手环绕病人腰部，一手握拳抵住胸骨下端与肚脐之间，另一手握于其上。双臂同时用力收紧，快速"向里向上"带有冲击性地挤压腹部，形成一股冲击气流，可连续做6~10次，直至将堵在喉部的异物冲出，这时病人立即可以呼吸，一切症状瞬间缓解。（图2-1）

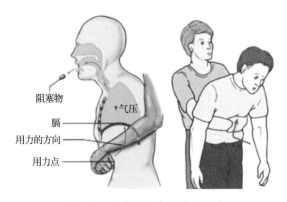

阻塞物
气压
膈
用力的方向
用力点

图2-1　成人异物卡喉操作示意

如病人不可以站立，则病人取仰卧位，施救者一手置于胸骨下端与肚脐之间，另一手覆盖其上，双手同时用力，连续几次"向里向上"冲击性地推挤上腹部使异物冲出。

注意：异物卡喉时不要自上而下拍背部，这样可将异物拍到气管深处，使堵塞更加严重。

如3岁以内小儿，则不宜用上述方法，以免伤及胸腔和腹腔内脏。可用如下方法：

施救者单腿屈膝跪在地上，或坐在凳子上；将小儿脸朝下，使其身体依靠在施救者膝盖上，或单手托起，使小儿的臀部稍高于头部；单手拍打小儿的肩胛间5次（不要太重，适度即可）；将小儿翻身至面部向上，在小儿胸骨下半段，用食指和中指带冲击性地按压5次，必要时可重复，直至帮助小儿咳出异物。（图2-2）

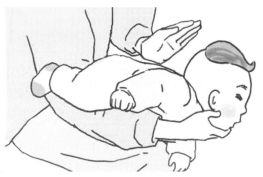

图2-2　3岁以下小儿异物卡喉操作示意

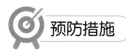 **预防措施**

1. 吃东西时提倡细嚼慢咽，不能狼吞虎咽，吃饭速度慢一些对防止卡喉、控制食量、减肥等均有益处。

2. 吞咽时不要大声说话、大笑等，老年人尤其要注意。

3. 教育小孩不要边吃东西边打闹、奔跑等。

4. 将一切可能致小孩卡喉的东西保管好，避免小孩拿到。

5. 买玩具需注意适应的年龄范围。

网上流传的某些方法，如抬起手臂，异物可自动咳出不可靠。经多年临床实践证明，还是上述的海姆立克急救法对异物卡喉最有效。

≡ 脑卒中

脑卒中俗称"中风"，日常生活中并不罕见。在我国，脑卒中居死亡原因第二位，仅次于恶性肿瘤。脑卒中分为"缺血性脑卒中"和"出血性脑卒中"两大类。

1.缺血性脑卒中：主要包括了脑血栓、脑栓塞所导致的脑梗死，由于脑血栓和脑栓塞临床有时难以分辨，所以统称为脑梗死，也相当于人们所说的"脑血栓"。

缺血性脑卒中有一个特殊类型，即短暂性脑缺血发作（简称 TIA），俗称"小卒中"。病人出现偏瘫、失语等症状，但在 24h 内可恢复正常。据统计，TIA 病人中，约 1/3 可反复短暂性发作，1/3 可自愈，而另外 1/3 则发展为脑梗死。所以 TIA 可看作脑梗死的前驱表现，一旦出现要高度重视，积极预防治疗。

缺血性脑卒中也包括了腔隙性脑梗死。这个诊断是在 CT（计算机断层扫描）、MRI（核磁共振）普及之后提出的影像诊断。临床上这类病人可有几十种轻重不等的症状，亦可以无任何症状，其病情相对稳定。

缺血性脑卒中占整个脑卒中的 60%~70%，在临床上常见。

2.出血性脑卒中：包括了脑出血、蛛网膜下腔出血等。其占全部脑卒中的 30%~40%。出血性脑卒中病情危重，进展迅速。其急性期死亡率高达 30%~40%，3 个月内死亡率仍有 20%~30%。

脑卒中除具有高死亡率外，还有高致残率的特点。如存活下来，则有 75% 的病人遗留不同程度的偏瘫、肢体无力、言语不清等后遗症，其中重残率达到 40%。

值得注意的是脑卒中在我国发生率很高，远高于西方国家。在街上随时可见有人行走时肢体无力，此类病人多是脑卒中后遗症。

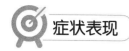 **症状表现**

（一）缺血性脑卒中

1.常静态下起病，如晨起发现异常。

2.面部或肢体偏瘫，发生在身体一侧，如右面部、右上肢、右下肢，或左面部、左上肢、左下肢。其中右侧偏瘫常可合并语言障碍、失语等。

3.大多神志清楚，但有的严重脑梗死病人，可有意识障碍。

4.血压增高。

（二）出血性脑卒中

1.常在激动、活动、用力大便等情况下突然发病（动态起病）。

2.头疼、恶心、呕吐（常呈喷射状），突然发作，越来越重。

3.一侧面部、肢体偏瘫。

4.多有意识障碍、昏迷等。

5.血压增高。

对比上述缺血性脑卒中与出血性脑卒中的一般临床表现，可以发现是存在区别的。前者要点：静态起病，肢体偏瘫，多意识清楚。后者要点：动态起病，头疼，呕吐，肢体偏瘫，多有意识障碍，可昏迷、打鼾等。但是这只是一般或多数的表现。有时严重的缺血性脑卒中也可昏迷，而小量的脑出血亦可意识清楚，所以单从临床症状上有时难以区分这两类脑卒中，还需要到医院做CT 或 MRI 明确诊断。

这两类脑卒中的治疗有相互矛盾之处。如缺血性脑卒中需做溶栓治疗，而出血性脑卒中溶栓则为禁忌，应采取止血措施。所以在 CT、MRI 明确诊断前，自救与治疗均采取"中性"原则。

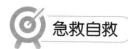 **急救自救**

下面的自救措施就是这种"中性"措施，对于上述两类脑卒中均适用。

但对于出血性脑卒中则更为必要，尤其是脑出血5min之内给予的救助很关键。

（一）静卧，头部保持稳定（可减少出血量和减轻脑水肿）

1. 必须搬动时（如病人倒在卫生间等狭小地方），要有人扶头部，保持头部的水平位和稳定，要避免任何头部震动。

2. 切忌为了唤醒病人，摇动病人身体或头部，也不要大声喊叫。

3. 送医院途中要保持病人头部固定位。

（二）保持呼吸道畅通

1. 松开衣领、腰带等，取下假牙，清理口腔分泌物。

2. 病人取侧卧位，头后仰（便于口腔分泌物流出）；或平卧位，头偏侧面。

3. 如有鼾声，提示舌根后缩，可用毛巾垫手指捏起舌头并轻轻拉出，并放置软的长筒状物（如筷子缠上纱布等）于上下牙之间。纱布要足够长，避免掉入口腔。

4. 病人意识不清时，不要喂水、喂食物、喂药物等，以免引起窒息。

5. 如室内人多，应开窗保持空气流通。

（三）头部冷敷或冰镇（有条件用冰帽更好）

可减少出血并降低脑细胞代谢，保护脑组织。天冷时病人身体应保暖，天热时应降温，但头部永远是冷敷或冰镇为好。

（四）万一窒息，立即开放气道，进行人工呼吸（见前文"一 心脏骤停 急救自救"）

脑卒中自救重点：稳定并冷敷头部，保持气道通畅。

 治疗方案（最新与经典结合，可供医务人员参考）

（一）缺血性脑卒中（脑梗死）

1. 一般治疗

（1）生命体征（体温、脉搏、呼吸、血压）以及心电监护；

（2）保持呼吸道通畅，必要时吸氧，维持血氧饱和度（SpO_2）>94%；

（3）建立静脉通道；

（4）营养、热量的供给；

（5）头部降温，身体保温。

2. 对症治疗

（1）体温控制：如有发热应寻找原因，如感染用抗生素；当体温高于38℃时给予降温措施；

（2）血压控制：约70%的缺血性脑卒中急性期血压升高，是机体代偿反应，多数在24h内自发降低。如准备溶栓，而收缩压（SBP）>185mmHg，舒张压（DBP）>110mmHg时要适当降压；

（3）血糖控制：血糖>10mmol/L时用胰岛素降低血糖。如低血糖（血糖<3.3mmol/L）可给予葡萄糖口服或10%~20%的葡萄糖注射液静脉注射，使血糖达到正常。

3. 溶栓治疗

前提是经过做CT（大多数情况下，CT平扫即可）或MRI确诊的缺血性脑卒中，并且排除了各种可能的出血倾向（依照溶栓禁忌证）。

（1）静脉溶栓：静脉溶栓操作简便，目前国内已普及。发病后3~4.5h内静脉溶栓效果较好。《2018AHA/ASA缺血性脑卒中指南》（ASA：美国卒中协会）推荐了阿替普酶（即爱通立）为静脉溶栓的唯一药物。剂量与用法如下：总量0.9mg/kg，最大剂量不超过90mg。先用总量的10% iv（1min），随后将剩余量ivgtt（≥60min）。发病已超过4.5h，但在6h之内，静脉溶栓仍有效。

发病已超过6h，则不仅血栓难以溶解，而且脑组织的缺血损伤也难以逆转，故溶栓治疗可能已失去意义。但一些基层医院仍在超过6h的病例中用尿激酶（如100万~150万单位）静脉溶栓，那就只有试一试的用意了。

所以，静脉溶栓治疗，时间是关键。

阿替普酶是国内进口的第一代组织型纤溶酶原激活剂（t-PA），现已广泛用于急性心肌梗死和缺血性脑卒中的静脉溶栓治疗。

（2）介入动脉溶栓、血管机械取栓、血管成形术等更先进的方法，已在国外和国内一些大医院开展，并将逐步普及。

（二）出血性脑卒中

1. 一般治疗

（1）安静卧床 2~4 周；

（2）生命体征（体温、脉搏、呼吸、血压）和心电监护；

（3）保持呼吸道畅通、吸氧（维持 SpO_2>94%）；

（4）维持营养，保持水、电解质平衡；

（5）预防深静脉血栓；

（6）防治便秘。

2. 对症治疗

（1）调整血压：使用静脉降压药（如硝普钠、硝酸甘油等）较快降压至 140~160mmHg/90mmHg 是安全可行的。（《2015AHA/ASA 自发性脑出血诊疗指南》）。

（2）降低颅内压：抬高床头，使用脱水剂、利尿剂、镇静剂等。

（3）控制血糖：见上述"（一）缺血性脑卒中 2 对症治疗（3）血糖控制"。

（4）镇静止痉：使用镇静剂、抗癫药物等，但不主张预防性使用。

（5）其他药物：①止血药物，疗效不确定且增加血栓危险，不推荐常规使用；②神经营养保护剂，可酌情使用但疗效不确定。

3. 对因治疗

使用华法林、肝素、溶栓药等，相关脑出血使用相应拮抗剂。

4. 外科治疗

（1）脑实质出血：①开颅血肿清除术；②微创手术；③去骨瓣减压术。

（2）脑室出血：脑室引流 + 抗凝药。

（3）脑积水：脑室引流。

注意：脑梗死（缺血性脑卒中）争取尽早溶栓治疗；脑出血（出血性脑卒中）需静卧、对症治疗。

现在国内大中城市多设有"卒中中心"，是具有急诊 CT 或 MRI 诊断和溶栓治疗资质的医院，若发生脑卒中，可就近送去医院尽快明确诊断治疗。

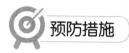 **预防措施**

（一）培养健康的生活方式

培养健康的生活方式，包括饮食、锻炼、戒烟、限酒、保持心理健康等。其中特别要注意对脑卒中十大危险因素的有效控制。这十大危险因素是：高血压、高胆固醇血症、糖尿病、吸烟、体力活动减少、饮食不健康、心理因素、腹型肥胖、酗酒、心脏病。通过健康的生活方式和必要的药物治疗，有效控制上述危险因素并不难。

老年人应注意做到"起床三个半分钟"：（1）醒后不要马上起床，在床上躺半分钟；（2）坐起后坐半分钟；（3）两腿下垂在床沿上再坐半分钟后下地。

采取了这些措施，可以减少50%脑卒中的发生。

（二）控制血压

脑卒中与血压太高及血压不稳定有关。脑卒中的预防，控制血压至关重要。降压治疗要力争"达标"，即达到正常标准。许多人虽然服了降压药，但血压未达标，这很不理想，需原药加量、加药或换药，力争血压达标。

血压需保持稳定，血压波动太大是导致脑卒中的一个重要原因。选择一日一次的长效降压药（如氨氯地平或沙坦类药物）可使血压平稳并防止晨峰高血压。尽量不用短效降压药，即需一天服三次的降压药，尤其不使用降压强但作用时间很短的降压药，如硝苯地平（硝苯地平缓释片除外）等。

（三）治疗"H型高血压"

在我国，高血压人群的头号杀手是脑卒中，这是因为高血压伴同型半胱氨酸升高这一类型占到高血压人群的3/4。降低血压并同时降低同型半胱氨酸可显著降低脑卒中的发病率。这是国内心脑血管病专家们历经20年探索，其中包括了大规模的临床实验，最终得出的结论。这也正逐步成为国际医学界的共识。

高同型半胱氨酸导致心脑血管病发生的机制主要是高同型半胱氨酸损害血管内皮细胞，氧化应激反应，改变脂质代谢等而促进血栓形成。同时有研究表明，同型半胱氨酸促进体内血管紧张素Ⅱ的生成，因而与高血压的发生、发展密切相关。目前，同型半胱氨酸已被认为是心脑血管病的独立危险因素。

因为"同型半胱氨酸"的英文为 Hcy，首字母是"H"，所以医学界称这类伴有"Hcy"升高的高血压为"H 型高血压"。我国还制订了 H 型高血压的标准：即高血压同时血 Hcy ≥ 10 μmol/L。现在大规模的临床观察与实验仍在进行中。但不管最终结果如何，及早治疗"H 型高血压"是必要的。其实治疗很简单，只需在原降压药的基础上加用叶酸（0.8mg/d），叶酸是一种维生素，即维生素 B9，每日小量服用之，有益无害。

注意： 凡是高血压病人或新近发现血压增高的人均应检验血中的同型半胱氨酸，只要 ≥ 10 μmol/L，即应立即开始小量叶酸的补充治疗。

（四）降低血脂，稳定斑块

使用他汀类降脂药，亦可结合使用依折麦布等药物，使血脂降至正常或更低。同时他汀类降脂药亦有稳定脑动脉内斑块的作用。脑动脉内斑块不稳定、破裂等可导致血栓形成。所以，稳定斑块亦有防止脑血栓的功效。

（五）控制血糖

糖尿病人脑卒中发生率很高，是正常人的 2~4 倍，其中 85% 为缺血性脑卒中。脑出血的发生率则与正常人相近。控制糖尿病人的血糖使之达到正常标准可降低脑卒中发生率。

（六）其他方面

冬天易升高血压，应注意保暖，并经常监测血压，必要时可原药加量或加药。

避免剧烈运动，防止过于激动，治疗便秘以及避免大便过于用力等。

睡前适量喝水有助于预防脑血栓。但血压控制尚不好时，不要急于加用阿司匹林、氯吡格雷等抗血小板药。

如曾出现 TIA 更要按照医生嘱咐进行治疗，以防止可能随之而来的严重后果。

附：脑卒中的分类

一、缺血性脑卒中（占脑卒中的 60%~70%）

（1）脑血栓（由于血栓形成所致的脑梗死）；

（2）脑栓塞（由于脱落的栓子所致的脑梗死）；

（3）短暂性脑缺血发作（小卒中），有脑卒中症状，但在 24 小时内恢复正常；

（4）腔隙性脑梗死，新的影像诊断，病情相对稳定；

（5）多发性脑梗死，形成脑软化。

二、出血性脑卒中（占脑卒中的 30%~40%）

（1）脑出血（脑溢血），脑实质内出血；

（2）蛛网膜下腔出血，蛛网膜下腔内的出血。

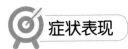
山 晕 厥

晕厥（又称昏厥，俗称"晕倒"）是一种症状，因一过性脑缺血引起突发的、短暂的、完全的意识丧失。患者倒地或倒在床上、椅子上等，并且能迅速苏醒。所以，晕厥与长时间意识丧失的昏迷不同。

晕厥在日常生活中很常见，有人站立过久时突然晕倒，尤其在炎热环境下，这在学生军训中曾多次出现；有人在强烈精神刺激下突然晕厥；也有人在排尿时晕倒；甚至有人在洗澡时突然晕倒（俗称"晕澡"）……儿童晕厥亦不少见，据统计，30%~50% 的儿童在 18 岁以前经历过至少一次晕厥。

引起晕厥的原因很多，按照《2017ACC/AHA/HRS 晕厥患者评估和管理指南》（ACC：美国心脏病学会，HRS：美国心律协会）分为三大类：第一类，反射性（神经介导）晕厥，包括了最常见的"迷走性晕厥"，以及排尿、咳嗽、喷嚏引起的"情境性晕厥"。第二类，体位低血压性晕厥，包括了最常见的药物和血容量不足等引起的体位低血压性晕厥等。第三类，心源性晕厥，常见某些严重心律失常、各类器质性心脏病、肺栓塞等引起的晕厥等。（详见下文"附1：晕厥的分类"，有兴趣者可参考。）

症状表现

（一）诱因

1. 血管迷走性晕厥：常有疼痛、紧张、恐惧、小量出血、一些小手术等诱因，闷热、空气污浊、疲劳、空腹、失眠等情况，导致迷走神经兴奋性或张力升高，引起心率和血压下降而出现的晕厥。晕厥常发生在站立或坐位时。

2. 排尿性晕厥：在排尿开始、过程中、末尾或结束后立即发生的短暂意识丧失，较常发生在夜间或清晨憋尿较多突然排尿时。一般无前驱症状，可自行恢复。

3. 颈动脉窦晕厥：颈椎病、衣领过紧或突然扭转颈部时发生晕厥。

4. 直立性低血压性晕厥：又称体位性低血压性晕厥。从卧位改变为直立位时因血压迅速下降导致脑血流量不足而出现的短暂意识丧失。可能服用某些药物，有腹泻、呕吐、神经系统病变等病史，也可以无明确病史。

（二）先兆（先兆晕厥）

日常最常见的迷走性晕厥，常有一些先兆，如头晕、眩晕、恶心、面色苍白、冷汗等自主神经功能紊乱的表现和四肢无力、坐立不安、焦虑等前驱症状。

排尿性晕厥、颈动脉窦晕厥、直立性低血压性晕厥等先兆表现不明显或无先兆症状。

（三）临床表现

1. 血管迷走性晕厥

（1）在晕倒前常有一些先兆和前驱症状，如头晕、眩晕、恶心、面色苍白、出冷汗以及四肢无力、焦虑等。这时若立即躺卧则症状可迅速缓解，并且不发生晕厥。

（2）如继续站立或坐位，则在上述症状后仅数秒至数十秒后出现眼黑、意识丧失而倒地（或床上、椅子上等）。此时，血压下降、脉搏缓弱、瞳孔散大、四肢瘫软，偶尔可遗尿。

（3）一旦倒下，在几秒至几分钟内可迅速自行苏醒（与昏迷不同）。醒后可有头痛、全身无力，有的可有轻度遗忘、精神恍惚等症状，一般持续1~2天可恢复。

（4）多见于体质较弱的年轻女性，临床上见到的男性也不少。常发生于立位或坐位时。

2. 排尿性晕厥

夜间或清晨排尿时，特别是尿量积存过多而突然排尿时引起晕厥。晕厥前多无先兆，或仅有极短暂的头晕、眼花、无力等而后突然晕倒。1~2min可自行苏醒。多见于 20~30 岁男性，偶见于老年人。

3. 直立性低血压性晕厥

在长时间站立时，尤其在闷热的环境中，或由卧位突然起立时，可感到头晕、视物模糊、全身乏力，然后出现晕厥。多见于中年以上男性。如上所述，可能有服药、腹泻、呕吐、神经系统病变等病史，也可以无明确病史。

以上是日常生活中较为多见的晕厥临床表现，它们分属于晕厥的第一类和第二类。

（四）晕厥的诊断（判断）

1. 反射性晕厥

需与其他原因的晕厥进行鉴别。下列临床特征有助于反射性晕厥的诊断：

（1）反复发作，病史较长，尤其发生于 <40 岁的年轻人；

（2）在有不好的光线、声音、气味或疼痛时发生；

（3）长时间站立；

（4）吃饭中；

（5）拥挤或炎热环境；

（6）发作前有自主神经功能紊乱的表现，如面色苍白、出汗、恶心、呕吐等；

（7）转动头部或颈部压迫（如因肿瘤压迫、刮胡子、衣领紧等）；

（8）无心脏病。

2. 其他原因的晕厥

（1）有一种较为罕见的特殊情况，有些看似健康的年轻人反复发作原因不明的晕厥。经详细检查才发现是遗传性心律失常综合征，如病态窦房结综合征、长 QT 综合征、房室传导阻滞等多种遗传性疾病（见"七 心律失常 预防措施 4"）。所以对于初次发生晕厥的，即使是年轻人，也应去做一些相关检查。起码先做心电图检查，以排除这种原因引起的晕厥。

（2）对于老年人的晕厥，尤其是有心脑血管病史的老年人，就要考虑更多一些。晕厥可能是多种因素引起的。发生晕厥后应做一些必要的检查，以明确今后的治疗与预防。

（3）还有一种晕厥称为"生理性假性晕厥"，其表现类似于晕厥，但无真正的意识丧失，只是大脑与躯体之间失去了正常的联系。

为了明确晕厥是哪个类型及何种原因，需要通过病史、心电图、心电监护、心脏彩超、血液化验等提供诊断依据。如果怀疑是第一类反射性晕厥或第二类直立性低血压性晕厥，就要进一步做倾斜试验（见"附2：倾斜试验"）以明确诊断。

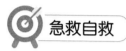

不论上述何种类型的晕厥，一旦发现则保持患者卧位，一般在几秒至几分钟内可自行苏醒。

不可扶坐或扶起，也不必大声呼叫。民间常使用指掐人中穴的方法。对于反射性晕厥，即使不用掐人中病人亦能迅速自行苏醒。对于其他一些原因不明的晕厥，这种方法可能有促进苏醒的作用。如果指掐人中后1~2min仍未苏醒，则要考虑是否是昏迷了。

要点：保持患者卧位，等待其自行苏醒。

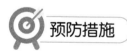

1.如果怀疑是反射性晕厥，或考虑可能为直立性低血压性晕厥，就要做倾斜试验。这项试验已应用了30多年，现在仍为最新国际指南《2017ACC/AHA/HRS晕厥患者评估和管理指南》所推荐。试验结果阳性有助于反射性晕厥以及直立性低血压性晕厥的诊断。

2.培养健康的生活方式，保证充足的睡眠，加强体育锻炼，增强体质。

3.尽量避免长时间站立，尤其在炎热环境。卧位变为直立位动作要慢。"起床的三个半分钟"是有益的［见"三　脑卒中　预防措施（一）"］。

4.尿量积存多时，排尿需慢一点，可手扶墙或周围固定物。

5.有晕厥病史患者的家庭中，不要放置尖锐硬物，避免晕倒时受伤。

6.尽量避免过劳、过饥，积极治疗失眠、焦虑，保持心态的稳定和平衡。

7.一旦突然出现头昏、眼花、面色苍白、出汗、恶心、腹部不适等症状，立即躺卧可以避免晕厥的发生。这一点非常重要，特别是曾有晕厥病史的患者更要注意。

8.考虑为直立性低血压性晕厥的患者，还应注意以下方面：

（1）若病因明确，需对因治疗。如药物引起，应按照医嘱，减少剂量或换药；

（2）适当增加水、盐摄入；

（3）起床前，做下肢收缩动作数次；

（4）可试做站立训练，即靠墙站立，从 5min 开始，逐渐增加时间；

（5）洗澡水不要太热或太冷，可不同温度交替。

附 1：晕厥的分类

过去，晕厥曾有不同的分类，如："①血管舒缩障碍，②心源性晕厥，③脑源性晕厥，④血液成分异常"的分类，国内已应用多年，之后又有几种类似的不同分类。现在介绍的是《2018 年欧洲心脏病协会晕厥诊断与治疗指南》和《2018 年晕厥诊断与治疗中国专家共识》的晕厥分类。

（一）反射性（神经介导）晕厥

1.血管迷走性晕厥（单纯性晕厥）

（1）体位应激（体位变动）；

（2）情绪应激，疼痛或见血等。

2.情景性晕厥

（1）咳嗽时发生的晕厥（咳嗽性晕厥）；

（2）排尿时发生的晕厥（排尿性晕厥）；

（3）餐后晕厥；

（4）运动后晕厥；

（5）其他（如大笑、管乐吹奏等）。

3.颈动脉窦晕厥

由于颈动脉窦压力感受器过敏引起，可由机械应力而触发（如过紧的衬衣衣领，或物理触诊如颈动脉按摩）。

4.非典型晕厥

无前驱症状和／或无明显诱因和／或非典型发作。

（二）直立性低血压性晕厥

下列情况可加剧原有的低血压：运动使静脉血聚集（运动诱发）、餐后（餐后低血压）、过长时间卧床休息（功能失调）等。

1.药物引起的低血压（低血压最常见原因）

（1）血管扩张剂；

（2）利尿剂；

（3）吩噻嗪类药；

（4）抗抑郁药。

2.血容量不足

（1）出血；

（2）腹泻；

（3）呕吐。

3.原发性自主神经衰竭（神经源性体位低血压）

（1）单纯自主神经衰竭；

（2）多系统萎缩；

（3）帕金森病；

（4）路易体痴呆。

4.继发性自主神经衰竭（神经源性体位低血压）

（1）糖尿病；

（2）淀粉样变性；

（3）脊髓损伤；

（4）自身免疫性自主神经病变；

（5）其他病波及自主神经病变；

（6）肾功能衰竭。

（三）心源性晕厥

1.心律失常

为最基本原因。

（1）显著心动过缓；

①窦房结功能障碍，包括病态窦房结综合征；②房室结传导疾病。

（2）显著心动过速

①室上性心动过速；②室性心动过速。

2.结构性心脏病

（1）主动脉瓣狭窄；

（2）心肌梗死／心肌缺血；

（3）肥厚型心肌病；

（4）心脏肿瘤（心房黏液瘤等）；

（5）心包疾病填塞；

（6）冠状动脉先天性异常；

（7）人工瓣膜功能异常。

3.心肺大血管异常

（1）肺栓塞；

（2）主动脉窦动脉瘤；

（3）肺动脉高压。

附2：倾斜试验

这项试验需要一定的设备和条件：①可调节角度的试验床，②心电、血压监测设备，③抢救设备及药品。

1.操作方法

（1）检查室环境安静，光线柔和，温度20~25℃。受检者需空腹4h（儿童空腹8h）。建立静脉通路。

（2）受检者在试验床平卧≥10min，记录血压、心率、心电图（基线数据）。

（3）试验床在10s内倾斜至70°（儿童60°），每5min测一次血压、心率、心电图并观察临床表现，如出现阳性反应即刻终止试验。如无阳性反应，最长可保持45min。

（4）如无阳性反应，试验床保持同上70°状态，并舌下含硝酸甘油0.3mg（1片）（儿童4~6μg/kg，≤0.3mg），最长持续20min，如出现阳性反应即刻终止试验。

（5）如无阳性反应，试验床保持70°状态（儿童无此步骤）。静滴异丙肾上腺素1μg/min起始，每过5min增加1μg/min，直至3μg/min，使平均心率超过基线水平的20%~25%，最快心率≤150次/min，最长持续20min。

（6）试验床迅速放平（＜10s），试验结束。

2.成人阳性反应

1型：混合型。晕厥时心室率不低于40次/min，或低于40次/min时间＜10s，伴有或不伴有＜3s的心脏停搏，心率减慢前血压下降。

2A型：心脏抑制型无心脏停搏。心室率＜40次/min，时间≥10s，但无≥3s的心脏停搏，心率减慢前血压下降。

2B型：心脏抑制型伴心脏停搏。心脏停搏≥3s。血压下降在心率减慢前或与之同时出现。

3型：血管抑制型。SBP＜60~80mmHg，SBP或平均血压降低≥20~30mmHg，晕厥高峰时心率减慢≤10%。

4型：体位性心动过速综合征。直立倾斜试验10min内心率较平卧位增加≥30次/min，而SBP下降＜20mmHg（即排除直立性低血压）。

3.儿童阳性反应

1 型：迷走性晕厥。试验中出现晕厥或晕厥先兆伴下列情况之一为阳性，①血压下降；②心率下降（4~6 岁＜ 75 次 /min，7~8 岁＜ 65 次 /min，8 岁以上＜ 60 次 /min）；③窦性停搏代之交界性逸搏心律；④一过性Ⅱ度或Ⅱ度以上房室传导阻滞和≥ 3s 的心脏停搏。

2 型：体位性心动过速综合征。试验中 10min 内心率较平卧时增加≥ 40 次 /min 和（或）心率最大值达到标准（6~12 岁≥ 130 次 /min，13~18 岁≥ 125 次 /min），同时 SBP 下降＜ 20mmHg、DBP 下降＜ 10mmHg。

3 型：直立性低血压。试验中 3min 内，SBP 下降≥ 20mmHg 和（或）DBP 下降≥ 10mmHg，心率无明显变化。

4 型：直立性高血压，试验中 3min 内 SBP 增加≥ 20mmHg 和（或）DBP 较平卧时增幅达到标准（6~12 岁≥ 25mmHg，13~18 岁≥ 20mmHg）或血压最大值达到标准（6~12 岁≥ 130/90mmHg，13~18 岁≥ 140/90mmHg）。

4.诊断标准

（1）出现意识丧失或疑似意识丧失时，不伴低血压和（或）心动过缓可考虑为心理性假性晕厥；

（2）无结构性心脏病患者出现反射性低血压 / 心动过缓，但未诱发出晕厥为可疑反射性晕厥；

（3）无结构性心脏病患者呈现反射性低血压 / 心动过缓，同时伴有晕厥，则诊断为反射性晕厥；

（4）无结构性心脏病患者呈现反射性低血压 / 心动过缓，并有进行性直立性血压降低，诊断为直立性低血压性晕厥。

5.禁忌证

（1）严重的冠状动脉狭窄、严重的左心室流出道梗阻、严重的脑血管狭窄，重度主动脉瓣狭窄、重度二尖瓣狭窄和妊娠；

（2）使用异丙肾上腺素激发时，除上述禁忌证，还包括未控制的高血压，已知有严重心律失常的患者；

（3）使用硝酸甘油激发时，除上述禁忌证，还包括青光眼、低血压患者。

6.注意事项

（1）持续监测心电图和血压，备好抢救措施；

（2）直立倾斜试验阳性不能排除心源性晕厥存在；

（3）75岁以上患者慎做。

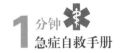
五 **急性心肌梗死**

急性心肌梗死简称急性心梗，是冠心病一个常见的临床类型。

在冠心病发病率逐渐增高、发病年龄逐渐年轻化的今天，作为冠心病最危险、最严重的临床类型的急性心肌梗死也有发病率增高的趋势。现实生活中，经常可以见到或听到一些年龄不大的人突然心梗，包括名人，以及身边的亲人、朋友、同学等。

当这个急危重症突然发生时，我们应该如何处置，特别是在送医院前或等救护车的时间里，我们首先应该做些什么，才能最大限度地降低急性心梗的危害，保住患者的生命和今后的健康呢？现在逐一说明。

症状表现

首先我们需要了解急性心梗的临床表现，这样在遇到这种患者时，就能做出初步的判断，并能及早地做出正确的相应处置。

1. **突发胸痛**：是急性心梗最显著的临床表现。胸痛可在运动、饱餐、激动、生气、用力大便时发生，但也常在安静时发生。一般上午6~12点是高发时段，其他时间亦可能发生。

胸痛为压榨、憋闷或紧缩样疼，而不是刀割、针刺样的锐疼，胸痛可向左腋下、左臂部、左小指等处放射。但胸痛的具体部位不太清楚，这一点与心绞痛相似。但不同于心绞痛的是急性心肌梗死的胸痛往往更严重、持续时间更长，常为10~15min，有的可持续0.5~1h，甚至更长，并且舌下含服硝酸甘油常常不能缓解。

急性心肌梗死可以有不典型的胸痛，如有的心梗可表现为上腹部疼，有的心梗可表现为颈、颌疼，后背痛，有的可表现为牙痛、腿痛。但都有一个共同点就是在某些可能的诱因下或无明显诱因时，突然发作胸痛，且持续时间较心绞痛长，舌下含服硝酸甘油亦不能缓解。

2. 伴随症状：常伴出汗甚至大汗淋漓、濒死感，可伴恶心呕吐等。除非伴发突发室颤等严重心律失常时，患者的意识一般是清楚的。

3. 并发症：早期可有心律失常的表现，如心慌、头昏、黑蒙等。如出现晕厥、抽搐、发绀则可能是心脏骤停的表现，这时应立即做出判断并开始心肺复苏。

4. 特殊病例：有的患者，尤其老年人，可能胸痛并不明显（也称"无痛性心梗"），但仍可能有胸部不适、气短、恐惧等异常表现。

上述临床表现看起来有些复杂，但是如能抓住要点则能及早做出判断。这个要点就是：突然发作压榨或紧缩性的胸痛，常伴大汗、呕吐等，持续10~15min 或更长时间，舌下含服硝酸甘油不能缓解，这种情况首先要考虑急性心梗。如患者以前有冠心病史则更要考虑急性心梗。如患者以前没有冠心病史，也不能排除急性心梗，因为可能是新近突然发生的急性心梗，这种心梗同样严重，甚至更危险。实际上，在临床中有不少病例是以急性心梗为冠心病的首发临床表现的。

急性心肌梗死最后的确诊要依靠心肌酶的检查，主要是肌钙蛋白的测定，以及有特征性演变规律的系列心电图检查。

心梗的定义强调了心梗与心肌损伤的区别，并将心梗分为 1~5 型，上述的急性心梗属于 1~3 型，4 型是 PCI 相关心梗，5 型是 CABG（冠状动脉搭桥术）相关心梗。

急性心梗的确诊和分型需要到医院做进一步检查才能确定，作为与自救相关的知识，了解急性心梗的一般临床表现就可以了。

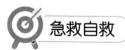 **急救自救**

对于家中或公共场所发现的可疑急性心梗，我们应该做些什么呢？

1. 嘱患者停止一切活动，绝对卧床休息，并保持安静。尽量安慰患者什么也不要考虑，闭眼休息，必要时可服用少量镇静药，如安定 5mg。

2.如患者在人较多的室内，应打开窗户，保持空气流通，以使患者吸入更多的氧气，如家中备有氧气，可适当给患者吸入。

3.如家中备有下列药(已诊断为冠心病患者的家中常常备有)可立即服用。

（1）硝酸甘油，1片（0.3mg）舌下含服，如疼不缓解，可在10min左右再服1片，不行可再服1片，最多可含服3片。亦可用异舒吉喷雾剂1~3喷，每次间隔30s；如5min内无反应，可再喷1次；如10min仍无改善，测血压亦不低，可再喷1次。

以上两种药均属硝酸酯类药，低血压患者（SBP<90mmHg）不适合使用。另外，刚服用过钙通道阻滞药、β受体阻断药等，以及饮酒后，使用上述两种药则其降压作用增强，需注意。

（2）立即嚼服阿司匹林片150~300mg（如拜阿司匹林1~3片）。**注意：**不是舌下含服和吞服。

（3）立即吞服氯吡格雷300mg（4片），当患者>75岁时只需服75mg（1片）即可。

（4）如突然出现晕厥、抽搐、发绀、叹息样呼吸或呼吸停止，则是心脏骤停的表现，应立即做出判断并第一时间开始心肺复苏。

（5）如能在发病的90min内，将患者送到能立即做冠状动脉造影（CAG）和PCI的医院，则应尽快送去。因急性心梗发生的2h内为黄金救助时间，故如果2h内不能送到上述医院并做PCI，则可送到较近能做静脉溶栓治疗的医院，立即进行溶栓治疗，然后酌情再转到能做CAG和PCI的医院。

发病后的12h内甚至24~48h（继续缺血或严重并发症时）都可做PCI，但在2h内做PCI效果更好。当然亦可做延迟PCI（如24~72h）。但一般来说，PCI愈早做则效果愈好。

尽早做再灌注治疗可大大降低患者死亡率和日后心衰、心律失常、猝死以及再梗死的发病率。

现在许多大中城市都有胸痛中心，这是具有急诊PCI资质和条件的医院，可就近将患者送到胸痛中心，进入绿色通道，得到及时的诊断和治疗。

以上是我们应该做到的，也是可以做到的。

自救要点：镇静卧床、即刻服药、尽快入院、再灌注治疗。

治疗方案（最新与经典结合，可供医务人员参考）

对于医务人员而言，掌握急性心梗的治疗非常重要，可因此而挽救患者生命。对于患者及其家属，对急性心梗的治疗有一个大致的了解也大有益处，可以更好地配合医生的治疗。当然详细治疗方案要听从主管医生的，因为他们最了解病情，因而最有发言权。

在讨论治疗方案前，应先说明如下：

按照心电图S-T段是否抬高，急性心梗分为ST段抬高型心肌梗死（STEMI）和非ST段抬高型心肌梗死（NSTEMI）两大类。这两类急性心梗除了在溶栓治疗上有很大区别外，其他所有的治疗是相同的。下面将这两大类急性心梗一并讨论。

（一）一般治疗

1. 静卧休息：保持环境安静，减少探视，防止不良刺激以及解除焦虑等；

2. 心电、血压、血氧监护；

3. 吸氧：维持SpO_2>90%。如$SpO_2 \geq 90\%$时，则不推荐吸氧；

4. 止痛：对于即便使用了足够的抗缺血药物治疗后，仍有持续胸痛的患者，如没有吗啡使用的禁忌证，可给予吗啡3~5mg iv，宜缓慢；

注意：除了阿司匹林外，不要使用任何一种非甾体类抗炎药（NSAIDs），如常用的消炎药布洛芬、芬必得、萘普生、塞来昔布等，如以前已使用要立即停用。这类药可促使血小板聚集，形成或加重血栓。

5. 预防便秘。

只要有一定条件的医院，都能做这些治疗。

（二）再灌注治疗

1. 静脉溶栓：对于无条件做介入治疗，或转院做 PCI 超过 2h 以上的患者，如果是 STEMI 可送附近医院先做静脉溶栓治疗，以免错过最佳再灌注治疗时间。但要确定没有溶栓禁忌证。

静脉溶栓常选用阿替普酶，用法：15mg iv（15min）→ 0.75mg/kg ivgtt（30min），最多可用至 50mg → 0.5mg/kg ivgtt（60min），最多可用至 35mg，总量 ≤ 100mg，亦可用尿激酶、链激酶等，以阿替普酶较好。

注意： 如做心电图证实为 NSTEMI，又不是真正的下壁心梗，或已知原有的左束支传导阻滞，则不能做溶栓治疗，即使静脉溶栓是成功的。如有条件，还可以在 2~24h 内转送去做 PCI。

2. 急诊介入治疗：即 CAG+PCI。PCI 包括球囊扩张和支架，只要没有严重并发症和介入禁忌证，均应争取尽早做。介入治疗在降低死亡率、再梗死发生率、脑卒中发生率等方面均优于溶栓治疗。

3. 急诊搭桥手术：即 CABG。对于不能溶栓和介入治疗的病人，又有搭桥手术的适应证，可考虑该项治疗。

上述三项均为再灌注治疗。凡是发病 < 12h 的急性心梗患者均应争取做再灌注治疗。具体应进行哪一项再灌注治疗，要由主管大夫根据患者一般情况、病情、时间窗及就诊医院条件等多个因素决定。一般来讲，能尽早做 PCI 或 CABG 则患者预后较好。

（三）药物治疗

1. 抗血小板、抗凝药物

（1）抗血小板药物：宜优先选用阿司匹林和 P2Y12 抑制剂如氯吡格雷、普拉格雷等，这些药在发生心梗时应尽早使用，至少在再灌注治疗时开始使用。血小板膜糖蛋白 Ⅱ b/ Ⅲ a 受体阻断药（即 GP Ⅱ b/ Ⅲ a 受体阻断药）如替罗非班、阿昔单抗等作为紧急治疗药，可在某些特定情况下使用，如冠状造影见有大血栓、无血流通过或有血栓并发症时。

（2）抗凝药物：优先推荐普通肝素的常规使用。

低分子肝素亦可考虑使用。这些药在 PCI 时应开始使用。如发生肝素相关的血小板减少，可使用新型抗凝药比代芦定。选用哪种药需根据患者情况和医院情况等决定。一般医院都应具备阿司匹林、氯吡格雷、肝素等药品。

2. 硝酸酯类药物

如硝酸甘油口服、硝酸甘油静脉点滴等。临床易忽略的是近期服用过磷酸二酯酶抑制剂这类药的不要使用硝酸酯类药物，尤其是 24h 内曾服用过艾力达、48h 内服用过他达拉非的患者。硝酸酯类与磷酸二酯酶抑制剂同时使用可产生严重低血压等致命的不良反应。磷酸二酯酶抑制剂种类很多，常用的有氨力农、米力农、尼莫地平、茶碱、艾力达、西地那非（即伟哥）及他达拉非等治疗勃起障碍的药物。一般来说，这些药都不应与硝酸酯类同时期使用。

3. 肾素—血管紧张素—醛固酮系统（RAAS）抑制剂

（1）血管紧张素转化酶抑制药（ACEI）：依那普利、雷米普利、培哚普利等。

（2）血管紧张素 II 受体拮抗药（ARB）：坎地沙坦、缬沙坦、替米沙坦等。

（3）血管紧张素受体脑啡肽酶抑制剂（ARNI）：沙坦类与脑啡肽酶抑制剂的合剂。现临床上常使用的有沙库巴曲缬沙坦。**注意：**这种药不要与 ACEI 同时使用，最后一次服用 ACEI 的 36h 内亦不要使用。

（4）抗醛固酮药：螺内酯等。

4. β 受体阻断药

如美托洛尔、比索洛尔等，如患者没有该药的禁忌证，即应使用。

5. 钙通道阻滞药

如胸痛反复发作，又有使用 β 受体阻断药的禁忌证，则可考虑使用非二氢吡啶类钙通道阻滞药，即异搏定、硫氮卓酮。**注意：**如患者有严重心功能不全、心源性休克、P-R 间期 >0.24s，或二度、三度房室传导阻滞又没有安装起搏器等情况则不宜使用。

6. 调血脂药

如阿托伐他汀、匹伐他汀、辛伐他汀等。

上述 RAAS 抑制剂、β 受体阻断药、调血脂药等如没有使用禁忌证均应尽早使用。

（四）合并临床综合征的治疗

即心律失常、低血压、休克、心力衰竭的相应治疗。这些治疗与其他原因引起的上述临床综合征的治疗基本相同。但应注意急性心梗 24h 之内的心力衰竭治疗不宜使用洋地黄类和米力农等药物。

预防措施

如果预防措施正确，绝大多数冠心病是可以预防的。因而可以说作为冠心病最严重类型之一的急性心肌梗死也是可以预防的。20 世纪 60 年代，西方国家冠心病发病率非常高，急性心梗发病率也很高，但是经过几十年大力推广预防措施，现在冠心病发病率已大大下降。反而是我国，随着生活水平的提高，"三高"（高血脂、高血压、高血糖）的人越来越多，冠心病发病率也呈直线上升的趋势，这值得注意。

我们应该普及和推广心脑血管病的预防措施，"防患于未然"，这也是祖国传统医学"上医治未病"的含义。

冠心病的预防可以分为两种类型，即一级预防和二级预防：

（一）一级预防

一级预防是指没有冠心病的人群需要进行的预防，尤其是某些具有心脑血管病危险因素的人更要及早预防。危险因素（过去也称易患因素）包括家族史、肥胖、男性、40 岁以上、高血压、高血脂、糖尿病、吸烟、缺乏运动等。

一级预防主要是培养和建立一种健康的生活方式。应该从青年时代开始，内容包括：

1. 合理膳食

如控制胆固醇、脂肪的摄入，控制总热量，低盐（≤ 5g/ 日），多吃蔬菜、水果等纤维素丰富的食物等。

2. 适量运动

提倡有氧运动，如慢跑、快步走、游泳、骑自行车、跳舞等，使心率增快（心率一般控制在190-年龄的数目），并微微出汗。提倡每周5次，每次半小时的运动。

3. 戒烟少酒

吸烟对人的健康有百害而无一利，应鼓励吸烟者在年龄不太大时戒掉。如年龄太大突然戒烟可能带来一些其他健康问题。但总的来说，任何时候戒烟都是有益的。戒烟对预防心脑血管病有很大益处，对预防许多癌症，如肺癌、胃癌、膀胱癌等也非常有益。至于对呼吸系统疾病，如慢性支气管炎、肺气肿、肺源性心脏病（简称肺心病）的预防作用更为显著，这也是众所周知的。

饮酒要适量。许多国家都提出了饮酒量的限制建议，这些饮酒量的限制在男性20~34g/d，女性12~24g/d。中国营养学会有更具体的建议，长期大量饮酒可导致身体的酒精依赖状态，可使心脑血管病的发病率升高，可使某些癌症发病率升高，造成肝损害，出现骨质疏松甚至股骨头坏死等一系列严重后果。

4. 保持心理平衡

保持积极愉快的心情，争取做到知足常乐、自得其乐、助人为乐。并且学会控制情绪，做到"任凭风浪起，稳坐钓鱼台"和"处事不惊，遇事不怒"。

5. 其他方面

定期检测血压、血脂、血糖和近年提倡的尿酸、同型半胱胺酸等，如不正常及早就医。

（二）二级预防

二级预防是对已有冠心病的人进行的预防，目的是减少冠心病的严重事件，如猝死、急性心梗、心律失常、心衰等。

（1）二级预防的内容根据冠心病二级预防主要措施的首个英文字母，简单称为"ABCDE"方案，具体如下：

1）血管紧张素转换酶抑制药（ACEI）、抗血小板治疗（Anti-platelet

therapy）及抗心绞痛治疗（Anti-angina therapy）；

2）β 受体阻断药（β Blocker）与控制血压（Blood pressure control）；

3）戒烟（Cigarette quitting）与控制血脂（Cholesterol lowering）；

4）合理饮食（Diet）与糖尿病治疗（Diabetes control）；

5）健康教育（Education）和运动（Exercise）。

（2）如药物治疗和生活方式改善效果仍不好，症状严重，发作频繁，可考虑做择期 PCI 或 CABG。这可以消除症状，提高生活质量，还可以改善预后和预防心梗。

（3）对于冠心病病人，尤其是患有冠心病的老年人，不应晨练，因为上午 6~12 点是人体交感神经活动高峰时段，也是急性心梗、脑出血等心脑血管急危重症高发阶段，可将锻炼时间改在下午或傍晚。

（4）平时注意尽量避免易诱发心肌梗死的各项因素：如过量运动、过于饱餐、大量饮酒、大量吸烟、情绪过于激动以及大便持续用力等。

六　心绞痛

心绞痛是冠心病常见的临床类型，其发生率远高于心肌梗死，在日常生活中更为多见。

心绞痛分为稳定型心绞痛和不稳定型心绞痛两大类。

稳定型心绞痛常在劳累时发作，可有多次反复发作的病史，但病情尚属稳定。这种心绞痛在日常生活中尤为多见。

不稳定型心绞痛是在临床表现、治疗原则及治疗结果上与稳定型心绞痛均不同的另一类型心绞痛。这种心绞痛与急性心梗归为一大类，统称为"急性冠状动脉综合征（ACS）"。在2007年中国《不稳定型心绞痛和非ST段抬高型心肌梗死诊断与治疗指南》中把这类心绞痛与非ST段抬高型心肌梗死一并讨论。

下面分别叙述这两类心绞痛。

稳定型心绞痛

稳定型心绞痛又称为劳力性心绞痛，是我们平时最多见的心绞痛。

这类心绞痛是由于冠状动脉内有较稳定的斑块，导致了冠脉管腔的固定狭窄，使冠脉供血维持在一个较低的水平。在平时活动不太多时，心肌需血量不多，这时心肌的供血与需血可保持一个较低水平的平衡。但出现任何引起心肌需血增多的情况，如劳累、激动、饱餐甚至用力大便时，则引起心肌供血不足，这时就出现了心绞痛。一旦停止活动并含服硝酸甘油使心肌需血量下降，则心绞痛能很快缓解。由于导致冠脉狭窄的斑块较为稳定，所以一般不容易造成急性心梗等更严重的后果。这是因为急性心梗的发生多是由于斑块破裂、斑块下出血等引起血栓而阻塞了冠状动脉。这也就是为什么把这类心绞痛称为稳定型心绞痛的原因。2019年，欧洲心脏病学会（ESC）《慢性冠状动脉综合征诊疗和管理指南》发布，将稳定型心绞痛与 X 综合征（一种有类似心绞痛的反复发作，心电图平板运动试验可以为阳性，但 CAG 正常的临床类型）归为慢性冠脉综合征（CCS）。

注意： 在一定情况下，稳定型心绞痛可转化为不稳定型心绞痛而导致严重后果。

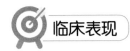
临床表现

1. 诱因

体力活动增加、情绪激动（包括愤怒、焦急、过度兴奋等）、饱餐、寒冷、大量吸烟、饮酒、心动过速等都可诱发心绞痛。**注意：** 心绞痛常在诱因发生的当时出现，而不是一天劳累后。

2. 部位

多位于胸骨中或上端及心前区一带，定位不很清楚，可放射至左肩、左臂内侧、左无名指、左小指，有的可放射至颈部、咽部、下颌部。

3. 性质

常为压迫、憋闷、紧缩感，可有烧灼感，但不是针刺、刀割样的尖锐疼。可伴濒死感，常不自觉地停止活动。

4. 持续时间

疼痛常逐步加重，但多在 3~5min 消失。可数天、数周发作一次，也可一日发作数次。

5. 缓解方式

一般在停止活动后即可逐步缓解，舌下含服硝酸甘油等也能在几分钟内缓解。

以上这 5 个方面，是稳定型心绞痛的临床表现，也是典型心绞痛的表现。即使是下面要谈到的不稳定型心绞痛，其临床表现虽与此有所不同，但也都是在此基础上的演变。所以这 5 个方面的特点是非常重要的。

近年来，人们的医学知识普遍提高，对冠心病、心梗等听到或见到的病例多了，许多人因疼痛来心内科就诊以明确是否有冠心病（做出心绞痛的诊断亦即做出了冠心病的诊断），许多分诊护士也告诉患者要看心内科。但是在心内科门诊因胸痛而就诊的患者中几乎一半都不是心绞痛，而是其他原因引起的胸痛。如胸壁软组织损伤、胸壁软组织炎症、胃食管疾病、心脏神经官能症导致的神经疼等。这时有经验的医生就会根据心绞痛的几个特点：胸痛的诱因、部位、性质、持续时间、缓解方式等，特别是根据心绞痛是一种发作性胸痛，休息或舌下含硝酸甘油等可在数分钟内缓解这一重要特点来初步诊断是否属于心绞痛。笔者的临床经验是，上述心绞痛 5 个方面的临床特点中以"数分钟的发作"最有特征性，而不像其他 4 个特点模糊难以分辨。

对于患者和一般人来讲，了解上述心绞痛的特点也有好处。这样感到胸痛的时候，就可以做出初步的自我判断和进行急救自救。

当然，对于一些模棱两可的病例，还是要做进一步的检查以明确诊断。

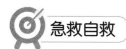

急救自救

1. 立即休息。不管是在走路、上楼梯或进行其他活动都应立即停止，静坐或静站休息。

2. 舌下含服硝酸甘油 1 片（0.3mg），一般在 3min 内疼痛可缓解。

3. 如有条件亦可适当吸氧。

经以上措施，特别是立即休息和舌下含硝酸甘油，绝大多数心绞痛可在 2~5min 内缓解。如不缓解，时间超过 10~15min，则要考虑是否为急性心梗了。

治疗方案

1. 健康的生活方式。

2. 冠心病的二级预防：同"五 急性心肌梗死 预防措施（二）二级预防"。

3. 如改变生活方式和药物治疗效果不好，仍经常发作心绞痛可考虑择期做 PCI 或 CABG，这可以大大改善生活质量，并可能防止未来的心肌梗死。

但要注意不要做介入或手术的过度治疗，如健康的生活方式和药物治疗效果很好则没必要做 PCI 或 CABG。因为长期的观察已证实药物与介入治疗的最终结果是差不多的。

不稳定型心绞痛

不稳定型心绞痛是完全不同于稳定型心绞痛的另一类心绞痛。这类心绞痛是冠脉内不稳定斑块破裂或糜烂使血小板聚集形成不同程度的表面血栓而引发的。因此，它比稳定型心绞痛症状重，更容易导致急性心梗等严重后果。

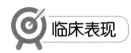 **临床表现**

1.原有心绞痛，但近一个月心绞痛发作与以前不同，在发作次数上、疼痛程度上或持续时间上较前加重，而且含服硝酸甘油缓解效果不如以前。这称为"恶化型心绞痛"。

2.以前从未发生过心绞痛，但在近一个月内新发生的心绞痛，称为"初发型心绞痛"。

3.休息状态或轻微活动即发生心绞痛，称为"静息型心绞痛"，这种心绞痛常持续时间较长，有的可达 20min。

以上这三型心绞痛统称为"不稳定型心绞痛"。

一旦遇到这类心绞痛，切不可大意。因为这类心绞痛是冠状动脉中斑块不稳定状态引起的，容易导致严重后果。在临床上常常要与急性心梗进行鉴别，这时就要依靠急诊查肌钙蛋白，以及后续的心电图特征性演变规律等来判断。

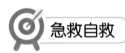 **急救自救**

与"稳定型心绞痛"发作时的自救相同，但可能缓解较慢，在现场也只

能做此自救了。一旦考虑疑似不稳定型心绞痛，在胸痛缓解后，应尽快就医，做进一步治疗并排除急性心梗。

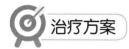 **治疗方案**

（一）急性期的治疗（与急性心梗治疗有相同之处）

1. 一般检查

首先要通过测定血肌钙蛋白和心电图等检查排除急性心梗。

2. 一般处理

（1）卧床休息 3 天；

（2）适当吸氧；

（3）如疼痛剧烈给予吗啡 5~10mg ih（或杜冷丁）。

3. 抗心绞痛治疗

（1）硝酸甘油 0.3mg/ 次，舌下含服，每 5~10min 可重复，总共可用 3 次。硝酸甘油 10mg/min ivgtt，每 3~5min 增加 10mg/min，直至疼痛缓解或血压下降。

（2）恶化型心绞痛可用 β 受体阻断药，如美托洛尔 25~50mg/ 次，Bid po，情况紧急可用美托洛尔 5mg iv，亦可用比索洛尔 2.5~5mg Qd po。

（3）静息型心绞痛：常有冠脉痉挛的因素，可用钙通道阻滞药，如硫氮卓酮 30~60mg/ 次，Tid 或 Qid，或硫氮卓酮缓释片 30~60mg/ 次，Bid po。

4. 抗血小板、抗凝治疗

（1）阿司匹林 100mg/d po；

（2）氯吡格雷 75mg/d po；

（3）低分子肝素 id。

5. 其他方面

如上述治疗效果不好且情况紧急，可考虑急诊 PCI 或 CABG。

（二）缓解期的治疗

1.健康的生活方式。

2.冠心病的二级预防。

3.如上述治疗效果不好，可考虑择期做 CAG 和 PCI。

4.如保守治疗效果不好，又不能做介入治疗，可考虑心脏搭桥手术。

以上选择根据病情轻重、缓急，由主管医生全面考虑并取得患者同意后确定治疗方法。

预防措施

1.冠心病的预防，包括了一级预防和二级预防。

2.许多新发生冠心病的人并不知情，也不懂得采取以上预防和自救措施以致突然酿成悲剧。特别需要指出的是：常规的体检尽管做了许多检查，也发现了许多冠心病的危险因素，但常常不能确诊冠心病，特别是早期冠心病。所以下述内容很重要：如有前面所述的心绞痛的表现或者有较多冠心病危险因素时，应尽快到医院心内科就诊，心内科医生会根据主诉和已有的检查来决定是否需要做 Holtor（24h 动态心电图）、心电图平板运动试验等进一步检查。如有必要可做冠状动脉造影以做最后的明确诊断（冠脉造影是诊断冠心病的金标准）。如诊断为冠心病，应立即开始冠心病的二级预防并在生活方式上做相应的调整。

3.避免做超出承受能力的强运动。避免过于饱餐、大量饮酒、大量吸烟以及情绪过于激动。还要注意大便要缓缓用力，不要持续长时间用力。

七 心律失常

心律失常是一个很大的范畴，也是心血管科的重点与难点，它需要大量篇幅去叙述。在这里，只谈谈日常生活中最常见到并且涉及自救的四种心律失常，即：①阵发性室上性心动过速（简称室上速），②心房颤动（简称房颤），③期前收缩（又称过早搏动，简称早搏），④窦性心动过速。至于心室颤动（简称室颤）、室性心动过速（简称室速）以及心律失常等已在"一 心脏骤停"谈及。

阵发性室上性心动过速（PSVT，简称室上速）

室上速中最常见的类型是折返性心动过速，它占室上速的 90% 以上。

这是由于心脏比正常情况多出了异常通道（或旁路）。这个通道可以在窦房结、心房、房室结，也可在心房与心室之间。可以见到有顺向型房室折返性心动过速、逆向型房室折返性心动过速、窦房折返性心动过速、心房折返性心动过速、房室结内折返性心动过速等类型。这样原本沿正常通道下传的冲动，有时可通过异常通道返回再次激动心肌，而形成一个"折返环"。于是，就发生了阵发性的、折返性的室上速。其中，以房室结内折返和房室旁路折返占了绝大多数。

房室旁路的存在即是预激综合征。在阵发性室上性心动过速和心房颤动之后有专门叙述。（见"附 预激综合征伴阵发性室上性快速心律失常"）。

许多阵发性室上性心动过速患者，自儿童时即发病，但多数仅在成年后才发现。许多患者有多次发作的经历，而这些患者除了传导系统中多了一个旁道外，常常没有其他器质性心脏病。

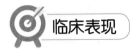 **临床表现**

1. 突然发作

可有心慌、心悸，有的头昏、口渴、多尿、乏力等。

2. 脉搏快而整齐

在掌横纹大拇指侧向上一横指处（即桡动脉）可发现脉搏快而整齐，也称绝对均匀，频率可达 160~220 次 /min。

3. 可突然停止发作

采用一些方法后常常突然停止发作，即刻转为正常心律。

概括地说，室上速的特点：突起突停、快而齐、频率 160~220 次 /min。心电图能更清楚地反映这些特征。（图 7-1）

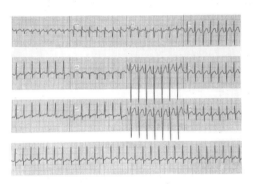

图 7-1 室上速心电图

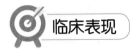 **急救自救**

最重要的是各种迷走神经刺激法。

1. 用筷子、棉棒等刺激咽后壁（悬雍垂）引起干呕，可反复几次；

2. 深吸一口气，闭气，然后快速吐气；

3. 闭气后面部浸入冷水中，或戴冰领子；

4. 按摩一侧颈动脉窦；

5. 压眼球：闭眼，眼尽量向下转，轻压一侧眼球上部。

1、2、3项方法安全,对非医务人员宜优先选用。4、5则需要一些医学知识,亦有些许危险性。

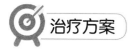 **治疗方案**

（一）发作期的治疗

如以上急救自救方法不能终止发作,则需立即到医院做转复治疗,进一步做颈动脉窦按摩或压眼球等迷走神经刺激法。如仍不能转复为正常心律,下面一些药物和方法可供选择。

1.腺苷:6mg iv 快速,最多可重复 12mg 两次。可有胸部压迫感、面部潮红、呼吸困难、窦性心动过缓、房室传导阻滞等不良反应,严重哮喘者不用。

2.硫氮卓酮:0.15~0.25mg/kg iv,然后 5~15mg/h ivgtt 或 10mg 稀释后 iv（≥3min）,15min 后重复。不良反应有血压下降、心动过缓、心衰等。

3.异搏定:5~10mg 稀释后 iv（≥2min）,必要时半小时后可重复,不良反应同硫氮卓酮。

以上三种为首选药物,转复率 >90%,有器质性心脏病者一般不用。

4.美托洛尔:2.5~5mg iv（>2min）,间隔 5min 后可重复使用,总量 10~15mg。有房室传导阻滞、心动过缓等不良反应,病态窦房结综合征患者慎用。

5.心律平:1~1.5mg/kg 或 70mg 稀释后 iv（>5min）,有血压下降、心动过缓等不良反应。心力衰竭、二度房室传导阻滞、三度房室传导阻滞者禁用。

6.西地兰:0.4~0.6mg iv。如未转复可再给 0.2~0.4mg iv,总量 <1.2mg,心功能不好患者可选用。

7.硫氮卓酮片剂 120mg（4片）+ 心得安 80mg（8片）一次口服,有室上速病史者可随身携带以备用。

8.经食管心房调搏技术可终止室上速,成功率很高,几乎为 100%。用于上述药物治疗无效时，但需要一定设备并且要给患者从鼻腔插入一个细而软的电极。

9. 如有必要，亦可行同步电复律，50~150焦耳即可。

如预激综合征伴发室上速，在少数情况下，药物治疗与上述有所不同（详见"附 预激综合征伴发室上性快速心律失常"）。

（二）缓解期的治疗

对于折返性心动过速且没有器质性心脏病的患者，一般不主张长期服药以预防发作，因长期服药可产生较大的不良反应。有的患者一年才发作几次，虽然室上速发作很难受，但一般不会致死。

如室上速发作次数多，尤其是有器质性心脏病的患者可以口服药物预防发作，可以选用上述药的片剂长期服用，亦可选用氟卡尼、胺碘酮等片剂口服。如何选用应依照心血管医生的医嘱。

但是长期服药以预防室上速的发作，毕竟不是很理想的方法。

如患者希望根治室上速，或患者有其他的心脏病，如冠心病、心肌病等需要防止室上速的发作，现在有一个很好的方法，就是射频消融，这种微创介入的治疗方法可以根治该病，特别是对于折返性心动过速的治疗效果更好。

发作的转复：迷走刺激；静注药物。

根治：射频消融。

心房颤动（AF，简称房颤）

一些人到了一定年龄后，不知什么原因就出现了房颤。房颤常发生于原有心血管疾病者，常见于高血压性心脏病、冠心病、甲状腺功能亢进、心肌炎、心力衰竭、慢性肺源性心脏病（简称肺心病）及风湿性心脏病（简称风心病）等。资料显示：>60岁的人群4%~6%有房颤，>70岁的人群8%~10%有房颤。

早期房颤常常是间歇性的，即大多时间心跳正常，但不时有房颤发作，而且发作时常有快速房颤的倾向。

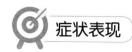 **症状表现**

1. 突然发作

有心悸、头昏等，患者常有恐惧感。

2. 脉搏不齐

脉搏绝对不齐，快、慢、停无一定规律，而且脉搏强弱不一，房颤的心率可达 120~160 次 /min，但脉搏次数比实际心率要少。

房颤的诊断并不难，许多有经验的医生凭借心脏听诊或摸脉即能基本确定。经常发作的患者能进行自我判断。因为房颤有一个很特殊的表现就是心律（或脉律）是绝对不齐的（不像早搏有几个齐的，突然有一个提前的），并且每次心跳或脉搏的强弱也不同。**要点：心律（或脉律）绝对不齐，强弱不等，脉率少于心率。**

心电图亦有特征性，大多可一目了然。（图 7-2）

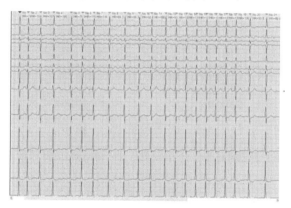

图 7-2　房颤心电图

 急救自救

当出现房颤时，首先是使心率慢下来，这样就不难受了，至于是否转回正常心律并不重要。

在有可能尽快拿到药的情况下，可选用下列药物的一种：

1. 比索洛尔 2.5~5mg，只服 1 次，起效时间 1.5~3h。

2. 美托洛尔 25~50mg/ 次，可日服两次，起效时间 4~6h。

3. 心得安 10~30mg/ 次，可日服 3~4 次，一般在 1~1.5h 可起效。

4. 如手头没有或不能尽快拿到上述药，可用按揉"内关穴"的方法，可持续几分钟直至心率慢下来。内关穴：腕横纹上三横指正中处，两个肌腱中间。（图 7-3）

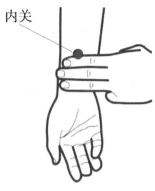

图 7-3 内关穴位置

 分类

依照《2019 AHA/ACC/HRS 心房颤动患者的管理指南》的分类如下。

1. 初发房颤：指首次检测到的房颤，不论其持续时间长短、是否存在房颤有关的症状以及严重程度。

2. 阵发性房颤：指房颤发作 7 天内，通常在 48 小时内终止，可自行转复窦律，可能以不同的频率反复发作。

3. 持续性房颤：指持续时间 > 7 天，或者需要药物或直流心脏电复律转复的房颤。

4. 长期持续性房颤：指持续 1 年及以上，仍追求节律控制治疗的房颤。

5. 慢性（永久性）房颤：指患者和医生接受房颤的存在，不再寻求节律干预控制措施。

6. 特发性房颤：指年龄小于 60 岁且无高血压或其他器质性心脏病证据的房颤。此类房颤的血栓栓塞风险较低，临床研究表明不需要长期抗凝治疗。

7. 无症状房颤：指临床表现为房颤相关的并发症（缺血性脑卒中或心肌病），或由一次偶然的心电图而诊断的房颤，但没有房颤的任何症状。无症状房颤可表现为任何的发作形式，也可分为阵发性和持续性，后者常规心电图检查即可确诊，而阵发性无症状房颤的诊断，则需长程心电监测。

8. 瓣膜性房颤：与风湿性二尖瓣狭窄、机械或生物人工心脏瓣膜、二尖瓣修复术有关的房颤，称为瓣膜性房颤。

9. 触发性房颤：由心动过速诱发的房颤称触发性房颤。

上面谈到发作时的"急救自救"，主要指快速房颤发作时的自救。这包括了阵发性房颤，这类房颤易有心室率快（即快速房颤）的倾向，也包括了持续性房颤、长期持续性房颤、慢性永久性房颤、瓣膜性房颤这四类房颤，这四类房颤在一定诱因下，也可发生快速房颤。

治疗方案（最新与经典相结合，可供医务人员参考）

传统的心房颤动治疗，有三个方面，加上近年越来越成熟和普及的射频消融治疗，共有如下四个方面：

（一）控制心室率（即平时所说的心率）

这是最重要的。因为持续性房颤和慢性（永久性）房颤即使用药物转复或电转复为窦性心律（即正常心律），并长期口服药物维持，其大多数都会在数月或一年内转复房颤，这也会给患者造成较大的心理困扰。所以控制心室率在房颤治疗中非常重要。只要控制好心室率，再加上预防血栓栓塞的治疗，其结局与转复并维持窦性心律并无显著差别。心室率控制的标准，目前尚不明确。原来的标准是休息时心率 60~80 次 /min，活动时心率 90~115 次 /min，但在大规模临床实验中，采用原来这个标准与采用更宽松的标准相比较，其结局并无差别。所以心率控制的标准可适当放宽。

1. 长期心室率控制

下列药物可供选择。

（1）比索洛尔 2.5mg~5mg Qd po《2016ESC/ESHA/ESD 房颤管理指南》推荐 1.25~20mg Qd po；

（2）美托洛尔 25~50~100mg/ 次 Bid po 或美托洛尔缓释片 47.5~95mg Qd po；

（3）心得安 10~40mg/ 次 Tid 或 Qid po。

以上三种均为 β 受体阻断药，有引起哮喘的不良反应，用 β1 受体选择性（如比索洛尔）较好。如需停药应逐渐减量，日用量减 1/3~1/4，1 周后再减日用量 1/3~1/4，以此类推，直至减至很小量后停药。

（4）硫氮卓酮 30~60mg/ 次 Tid/Qid po 最大量 360mg/d，缓释片 120~360mg Qd po。

（5）异搏定 40~120mg/ 次 Tid po，缓释片 180~480mg Qd po。

以上五种药均可能引起心动过缓、房室传导阻滞、低血压等不良反应，长期用药需注意。

（6）地高辛 0.0625~0.25mg Qd po，有心衰但无预激综合征的患者可选用，注意不要服用过量，尤其肾功能不好的患者更要注意。

（7）胺碘酮 0.6~0.8g Qd po，1 周后 0.4g Qd，再 1 周后 0.2g Qd，再 1 周后 0.1~0.2g Qd，长期维持。对于已转复成窦性心律的患者，胺碘酮有预防房颤复发的作用，胺碘酮除可以引起 Q-T 延长外，心脏不良反应不大。但有甲状腺功能亢进症（简称甲亢）、甲状腺功能减退症（简称甲减）、肝损害和急慢性肺纤维化的心脏外不良反应，长期使用该药时要注意。

2. 紧急心室率控制

在某些情况下，可能需要尽快控制心室率。这需要使用上述药物的注射剂（比索洛尔无注射剂）。如：

（1）美托洛尔 2.5~5mg iv（>2~3min）（《2016 年 ESC/ESHA/ESD 房颤管理指南》推荐 2.5~10mg iv），必要时可间隔 5min 后重复 iv，总量 <10~15mg；

（2）硫氮卓酮 10mg（《2016 年 ESC/ESHA/ESD 房颤管理指南》推荐 15~25mg）稀释后 iv（>2~3min）、15min 后可重复，或 5~15μg/（kg·min）ivgtt；

（3）西地兰 0.4~0.6mg iv，如必要可再给 0.2~0.4mg iv，总量 <1.2mg；

（4）胺碘酮 300mg 溶于 5%GS 250ml 中 ivgtt（≥ 30~60min）。

（二）预防血栓栓塞

房颤有较高的血栓栓塞发生率，尤其有栓塞史、瓣膜病、左心房增大的患者，其危险性更大。

所有房颤患者，包括控制心率的患者和已转复为窦性心律的患者，均要做如下治疗：

1.无／低危险因素，或新的危险分层 CHA2DS2-VASc 评分 =0（见附：CHA2DS2-VASc 评分），无须抗栓治疗，或阿司匹林 75~325mg/d。尽管在房颤患者预防血栓栓塞的治疗中，阿司匹林备受争议，但由于使用方便、不良反应小，许多患者仍在使用。

2.一个中等危险因素［（中等危险因素：>75 岁、高血压、心力衰竭、射血分数（EF）≤ 35%、糖尿病等）］或新的危险分层 CHA2DS2-VASc 评分 =1，口服抗凝药华法林［用量控制在 INR(国际标准化比值)达到 2.0~3.0，目标值 2.5］。华法林已使用多年，临床上有很丰富的经验。但华法林需要定期检测 INR 等凝血指标，尤其在开始使用时，1~2 天就需要采血化验，以后逐渐延长化验间期，从 1 周至 2 周至 1 月，待作用特别稳定时，也要 3~6 个月化验一次。所以长期使用较为麻烦，也增加患者的负担。

新型口服抗凝药（NOAC）有达比加群、利伐沙班、阿哌沙班等。而且不断有新的 NOAC 出现。这些新型口服抗凝药效果好，安全性较高，可以比华法林更好地降低中风、血栓的发生率，并且不增加出血的风险。这类药使用方便，无须像华法林那样检测 INR 等凝血指标。这给患者带来很大方便，大大增加了患者的依从性。当然，如用药剂量不当或其他因素等，仍有引起严重致命出血的可能。活动出血的患者，肝功能中度、重度受损的患者，肾功能严重受损的患者及透析患者应避免使用。肾功能中度受损的患者也要慎用，依肌酐清除率（Ccr）减少用药量。另外，如果患者与一些药物同时使用时也要注意（详见药物说明书）。

这些新型口服抗凝药在临床使用时间毕竟不太长，国际上也只有 7~8 年的使用时间，国内上市也才 1~2 年的时间，所以临床经验尚不太多，循证医学证据还不够充足，在使用时仍应谨慎。

3.任何高危险因素（高危险因素：脑卒中、TIA、栓塞病史、二尖瓣狭窄、人工瓣膜置换术后）或多一个中等危险因素。新的危险分层 CHA2DS2-VASc 评分 ≥ 2：口服抗凝药（华法林或新型口服抗凝药）。

4.目前我国已完成"左心耳封堵术"的微创手术，并且逐步普及，这种全新手术可以预防房颤病人 90% 以上的血栓栓塞，由此可预防房颤病人绝大多数的中风。该手术有效地降低了房颤病人的病死率、致残率，也消除了患者对长期口服抗凝药的依赖性，减少了出血的发生，是目前全球预防房颤病人血栓栓塞及卒中的新趋势。

（三）房颤的转复

新发生的持续性房颤，年轻人的房颤可以考虑转复，注意 >48h 的房颤转复前需进行抗凝治疗（如华法林服用 3 周）。若情况紧急，如胸痛等，可立即做经食管超声心动图，证实确无附壁血栓后尽快同步电复律。

1.药物转复

下列药物可供选择：

（1）氟卡尼 200~300mg po 或 1.5~2mg/kg 稀释后 iv（>10min）。

（2）心律平 450~600mg po 或 1.5~2mg/kg 稀释后 iv（>10min）。

以上两药均有低血压、1∶1 房扑、Q-T 延长的风险，应避免用于缺血性心脏病和严重结构性心脏病患者。

（3）胺碘酮 5~7mg/kg ivgtt（1~2h），随后 50mg/h ivgtt 直到 1.0g/24h。可在器质性心脏病患者中使用。但仍有低血压、心动过缓、房室传导阻滞等不良反应。该药转复窦律时间较长，可达 8~12h。

（4）伊布利特 1mg iv（>10min），10min 后如必要可 1mg iv，仍是 > 10min。有 Q-T 延长、多形性室速、尖端扭转型室速等不良反应。避免用于 Q-T 延长、严重低血钾、严重左心室肥厚和 EF<40% 的病人。

2.电转复同步电复律

200~300~360 焦耳。

3.转复后窦律的维持

下列药物可供选择：

（1）心律平 150~300mg/ 次，Tid po。

（2）第 1~2 周胺碘酮 0.2g/ 次 Tid po，之后 0.2g Qd po 长期；

（3）索他洛尔：80~640mg/d，单次剂量必须 <320mg。多数情况下 1 日即可。**注意：**妇女应用可能引起尖端扭转型室速，宜小心为好。如预激综合征伴发房颤，治疗与一般房颤有许多不同，而且这非常重要。（详见"附 预激综合征伴发室上性快速心律失常"）。

（四）射频消融（RFCA）

近年来该项治疗越来越普及，技术愈来愈成熟，成功率亦越来越高。目前治疗阵发性房颤成功率可达 80%~90%，治疗持续性房颤和慢性（永久性）房颤的成功率亦可达 60%~80%。如第一次消融不成功还可以做第二次消融。

这个技术有根治的意义，一旦成功则"一劳永逸"。可以说，这是目前最好的治疗方法。至于是否需要做和是否能做，要根据心内科电生理专家的意见来决定。

发作：药物、内关穴减慢心率；

平时：控制心率、预防血栓；

根治：射频消融（RFCA）。

附 预激综合征伴发室上性快速心律失常

预激综合征（又称 WPW 综合征，简称预激）在心血管临床中较为常见。这是由于在心房与心室之间，除了正常的"房室结 – 希氏束"传导系统外，又多出了异常附加旁道，还有较少见的结室通道、分支室通道等。冲动可通过这些异常通道，提前激动部分心室肌，故称为"预激综合征"。

预激综合征患者大多并没有器质性心脏病，少数有先天性心脏病，特别是三尖瓣下移畸形（又称埃勃斯坦畸形）这种先心病，较多伴预激综合征。

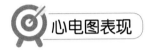

预激综合征在未伴心律失常时，无任何临床症状，亦无任何不适感觉。只是在做心电图时才能发现，而且是未伴心律失常时的心电图。

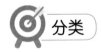 **心电图表现**

根据附加旁道的位置不同，预激综合征也可以有以下三种。

（一）WPW 综合征

经典型预激综合征，在预激综合征中最常见。

心电图：P-R 间期缩短（<0.12s），QRS 波起始部位有预激波（δ 波，delta 波），QRS 波增宽（>0.11s），似束支传导阻滞图形。

（二）LGL 综合征

又称短 PR 综合征。

心电图：仅 P-R 间期缩短（<0.12s），而其他心电图表现正常。

（三）异型预激综合征

心电图：仅 QRS 波宽大畸形，起始部位有预激波，而 P-R 间期正常。

未伴发心律失常时，做心电图发现上述任何一种表现即可诊断为预激综合征。但有时上述的预激波不典型，也有的预激综合征呈间歇性发作，使诊断较为困难。但多数情况下，预激综合征并不难诊断。

如果仅仅是心电图异常表现而未合并任何心律失常，则临床似乎无重要意义。但实际上预激综合征较易伴发室上性快速心律失常，并且随年龄增长而发生率增加。这些室上性快速心律失常包括：①阵发性室上速：大约占80%。②心房颤动：占15%~30%。③心房扑动：较为罕见，约占5%。重要的是，这些伴发的心律失常在发作时的治疗上与前述一般的心律失常有所不同。

分类

（一）预激综合征伴阵发性室上性心动过速

这种室上速亦属前述的折返性心动过速。

注意： 预激伴发室上速时其心电图原有的预激特征可能完全消失，其

QRS 波图形恢复正常。这是由于在绝大多数（约 95%）情况下，发生室上速时，冲动经过正常传导途径下传，所以 QRS 波形正常。而旁道只是逆向传导冲动到心房，故不影响 QRS 波形（称为顺向型房室折返性心动过速）。对于这种正常途径下传的室上速，发作时治疗与前述的一般室上速基本相同，可做迷走神经刺激法和使用药物。

在极少数（约 5%）情况下，预激伴发的室上速是旁路下传，正常传导途径上传（称为逆向型房室折返性心动过速）。这时发作时的心电图与平时不发作的心电图的 QRS 波形相似，也是 QRS 增宽畸形且起始部位有预激波，当然由于频率不同，伴差异传导，可能使 QRS 波形有所改变。因为 QRS 波宽大畸形，而且频率很快，所以需要与室性心动过速进行鉴别。

这种室上速的治疗与前述一般室上速的治疗不同。最好不要使用减慢房室结传导或缩短旁路不应期的药物，如钙通道阻滞药（硫氮卓酮、异搏定）、洋地黄类（西地兰）、毒毛花苷 K 等，也不要使用迷走神经刺激法。

（二）预激综合征伴房颤

预激伴房颤多见，伴房扑则极为罕见。这里只讨论预激伴房颤。

预激伴房颤时，在多数情况下，冲动沿旁道下传。由于旁道不应期短，导致了极快的心室率，可达 200 次/min，甚至更快，比前述的房颤还快了很多。这很容易导致心室颤动，亦即心脏骤停。

注意： 预激伴房颤发作时的药物治疗，与前述的房颤均有很大的不同。常用抗心率失常药，IB 类（钙通道阻滞药，如利多卡因）、Ⅲ 类（延长动作电位时程药，如胺碘酮）、Ⅳ 类（钙通道阻滞药，如硫氮卓酮、异搏定）、洋地黄类（西地兰）以及毒毛花苷 K 等都不能使用。

发作时的治疗可选用普鲁卡因胺、心律平等延长旁路不应期的药物。当情况紧急，如伴晕厥、低血压等，应立即电复律。

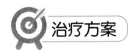
治疗方案

预激伴阵发性室上速、预激伴房颤发作，有相当危险性，宜做根治治疗。目前最好的，首选的方法是 RFCA，而且 RFCA 治疗预激综合征成功率很高。

期前收缩（又称过早搏动，简称早搏）

首先需知道，正常人可以有早搏，其发生率为 15%~100% 不等，甚至正常人可偶有成对早搏、多源早搏、短阵室速等。过度紧张、疲劳、睡眠缺乏、大量吸烟、饮酒，过多饮用浓茶、咖啡等均可引起早搏。某些身体不适，如胃肠严重胀气、恶心、呕吐等也可引起早搏。

许多心脏病可以有早搏，如急性心肌梗死、不稳定型心绞痛、急性心肌炎、心衰等。对于许多人，尤其是较年轻的人，出现早搏时，急性心肌炎或心肌炎后遗症可能是更常见的原因。

单个、偶然的早搏几乎人人都有，一般并无特殊不适，也未必知道。但如果早搏频繁(一般将 >5 次 /min 的早搏视为频繁早搏)，则可使一些人感到不适。当然亦有一些人，即使早搏很多也无明显症状，甚至本人毫不知情。

症状表现

1.可有心前区不适、心慌、嗓子里上顶的感觉，严重者可有头昏、眩晕等。但有的人即使早搏频繁亦无不适感觉。

2.如摸桡动脉（图 7-4）则早搏时脉搏消失，但其他的脉搏还是规律的，不同于上述心房颤动的绝对不齐。

3.除非早搏很多，否则常规心电图一般较难捕捉到。

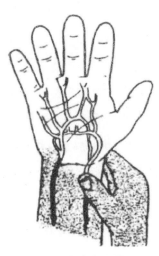

图 7-4 桡动脉位置

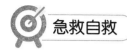 **急救自救**

如体健，无特殊病史，年龄亦不太大，可不急于处理，可择期去医院心内科做进一步检查。

如果早搏频繁，感觉很难受，可以用下列药物之一：美西律（50mg/片）立即口服1~2片；心律平（50mg/片）立即口服1~2片。

如手头没有上述药物，亦可按揉内关穴。这种中医的方法笔者多次用过，效果确实不错，常在1~3min内见效。

治疗方案（最新与经典结合，可供医务人员参考）

根据早搏的起源部位不同，把早搏分为房性早搏、房室交界区早搏和室性早搏。房性早搏和房室交界区早搏又称室上性早搏。在医院做动态心电图等检查可明确是哪一类，并且知道早搏的次数多少及严重程度。下面分别介绍室性早搏和室上性早搏。

（一）室性早搏

1. 室性早搏是否需要治疗要权衡利弊

（1）早搏的危害，要考虑如下几个方面：

1）心脏基本状况，如急性心肌梗死、不稳定型心绞痛、急性心肌炎、心衰等，有这些心脏病则早搏危害较大；

2）根据lown氏分级［0级：无室性期前收缩；Ⅰ级：偶发，每小时少于30次或每分钟少于1次；Ⅱ级：频发，每小时多于30次或每分钟多于6次；Ⅲ级：多源性室性期前收缩；ⅣA级：成对的室性期前收缩，反复出现；ⅣB级：成串的室性期前收缩（三个或三个以上室性早搏）反复出现；Ⅴ级：期前收缩的R波落在前一个窦性激动的T波上。］

3）如无心脏病变，年龄亦不太大，早搏不是太多，可以不去理会它。许多早搏即使是频发早搏也可能是功能性的，根本无须治疗。

（2）长期服药的危害，要考虑如下两个方面：

1）一些常见的不良反应，消化道症状、肝功能损害、甲状腺功能问题、肺纤维化、心律失常等；

2）许多大规模临床试验证实，大多数抗心律失常药在治疗心衰时都会缩短生存期。

所以，一般地讲，无症状的早搏，包括一些频发早搏、二联律、连发早搏等都可能不是药物治疗的适应证。

对于以上"早搏的危害"和"长期服药的危害"这两方面需要仔细权衡，以决定是否需要长期使用药物治疗。

2.如需要药物治疗，下列药物可供选择：

（1）美西律 150~300mg 8h 一次；

（2）心律平 100~300mg 8h 一次；

（3）心衰时的早搏，未用过洋地黄，则用洋地黄有效（如地高辛 0.125~0.25mg/d po）；

（4）步长稳心颗粒是一个很好的中药制剂。经这些年的应用证明其治疗效果还不错，且不良反应不大。一些患者已连续使用 5~10 年，没有发现较大不良反应，缺点是价格不便宜。

长期服药预防早搏毕竟不是很理想的方法，也会带来一定的不良反应。现在，有一个很好的方法，就是上面谈到的射频消融，治疗早搏效果亦很好。

《2017AHA/ACC/HRS 室性心律失常管理和预防心源性猝死指南》谈道：对于频发室早（>15% 的心跳数，且大多为单型室早）的患者，因为症状重或因频发室早影响心功能，都需要控制早搏。如用药效果不好或患者不耐受，选择射频消融是有用的。

（二）室上性早搏

室上性早搏通常无须治疗，仅当有明显症状或易诱发室上速时可考虑给予治疗。下列药物可供选择。

1.β 受体阻断药如美托洛尔 25mg~50mg~100mg Bid po，比索洛尔

2.5mg~5mg Qd po；

2. 心律平 100~300mg/ 次 Tid po；

3. 硫氮卓酮 30~60mg、60~120mg/ 次 Tid po 或硫氮卓酮缓释片 30~60mg/ 次 Bid po；

（4）地高辛（伴心功能不好时）0.125~0.25mg Qd po。

如需要根治，亦可用射频消融方法。这需要根据心内科电生理专家意见，以确定最佳治疗方案。

偶发早搏：不治疗；

严重早搏（心脏病发作时、损害心功能、症状重）：药物控制；

根治：射频消融。

窦性心动过速

窦性心律是正常心律。当窦性心律的心跳加快（心率增快 > 100 次 /min），则称为窦性心动过速。窦性心动过速可分为病理性和生理性。

病理性：发热、甲亢、贫血、休克、心肌缺血、心衰等，以及使用肾上腺素、阿托品等药物。

生理性：体力活动增加，情绪激动，大量吸烟，大量饮酒，饮浓茶、咖啡等。

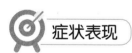 症状表现

病理性窦性心动过速常有明确的原发病或用药史。

生理性窦性心动过速在日常生活中最多见。在上述生理情况下，或原因不明，心跳加快超过 100 次 /min，大多数人对此并无不适感觉。但对于一些敏感人群、神经官能症患者、围绝经期综合征（又称更年期综合征）患者等，则可能感到心慌、心悸等。

生理性窦性心动过速心率（脉率）大多为 100~120 次 /min，极少超过 150 次 /min，其节律比较整齐，既不像阵发性室上速 160~220 次 /min 那么快、

那么齐，也不像房颤那样绝对不齐、强弱不等，更不像早搏那样常常脉搏缺失（漏跳）。所以窦性心动过速，一般并不难判断。

治疗方案

病理性窦性心动过速，主要是治疗原发病。必要时亦可使用减慢窦性心律的药物，如 β 受体阻断药、伊伐布雷定等。这需要遵照医嘱，这里不多累述。

在排除了上述病理情况后，对于日常生活中最多见的生理性窦性心动过速，则不必紧张，也不需要特别自救。只要安静下来，休息几分钟，心率就会逐步慢下来恢复正常。

预防措施（包括上述常见的四种心律失常）

1. 首先要治疗原有的心脏病，如冠心病的二级预防，心衰的控制，高血压的控制，心肌炎、心脏瓣膜病的治疗等。

2. 预防病毒性心肌炎

（1）感冒时宜尽早休息，以减轻心脏负担。

（2）保证足够的蛋白质、维生素、矿物质等营养，并特别注意多喝水。

（3）可适当做抗病毒治疗。

3. 避免大量吸烟，过量饮酒，过多摄入咖啡、浓茶等，保证充足的睡眠，减少可引起心律失常的刺激因素。

4. 有的患者较年轻（<40 岁），有频发室早，或反复发作的晕厥，但无冠心病心肌缺血，亦没有其他器质性心脏病。这时要考虑是否是遗传性心律失常综合征，这包括了长 QT 结合征、戈登综合征、儿茶酚胺敏感性多形性室性心动过速、病态窦房结综合征、房室传导阻滞、短 QT 综合征等多种遗传性疾病。应看心内科电生理专家以明确诊断并且进一步考虑治疗方案，如安装 ICD（植入型心律转复除颤器）、安装起搏器、射频消融或外科手术等。

5. 预防 AF 的"上游治疗"：对于一些易导致房颤的器质性心脏病的患

者在尚未出现房颤前，对于有阵发性房颤的患者，尽早并长期使用 ACEI（如依那普利、雷米普利、培垛普利等），ARB（如坎地沙坦、替米沙坦、奥美沙坦等），他汀类药（如阿托伐他汀、辛伐他汀、匹伐他汀等）等药物可延缓心脏的重塑，从而预防房颤的发生、发展。

附：CHA2DS2-VASc 评分

危险因素	评分	得分
慢性心衰 / 左室动脉障碍（C）	1	
高血压（H）	1	
年龄 ≥ 75 岁（A）	2	
糖尿病（D）	1	
卒中 /TIA/ 血栓栓塞病史（S）	2	
血管病史（V）	1	
年龄 65~74 岁（A）	1	
性别（女）（Sc）	1	
总分	9	

上述 1~5 项，即为原来的"CHADS2 评分"，只是"年龄 ≥ 75 岁"的"A"项原来积分为"1"，新的改为"2"。

新的 CHA2DS2-VASc 评分，增加了血管病史（V）、年龄 65~74 岁（A）、性别（女）（Sc）三项。

八 急性心力衰竭（急性心衰）

心力衰竭是各种心脏结构性或功能性疾病导致心室射血和／或充盈功能受损而引起的一组临床综合征。

心室射血功能受损，心排血量下降，器官、组织供血不足，超声心动图测定射血分数下降，同时常伴心室充盈功能受损、肺淤血和体循环淤血，这称为"射血分数降低性心衰（HFrEF，LVEF ≤ 40%）"，也称为"收缩性心衰"，多见于冠心病急性心梗、心肌炎、心肌病等。

心室舒张功能受损，心室舒张顺应性下降，导致血液回流到心脏时充盈障碍，引起肺淤血和体循环淤血。心室射血功能正常，射血分数亦正常，称为"射血分数保留性心衰（HFpEF，LVEF ≥ 50%）"，也称为"舒张性心衰"，可伴／不伴"HFrEF"。常见于冠心病、高血压性心脏病、限制性心肌病、肥厚型心肌病、缩窄性心包炎等。

EF介于上述两类心衰的EF值，称为"射血分数中间值心衰（HFmrEF，LVEF40%~49%）"

依照心衰的发生部位：可分为左心衰竭、右心衰竭和全心衰竭。临床常见的是先有左心衰竭，而后引起右心衰竭，于是导致全心衰竭。而肺心病、一些先天性心脏病、大面积肺栓塞等则直接引起右心衰竭。

依照起病急缓：分为急性心衰（AHF）和慢性心衰（CHF）。急性心衰起病急，多数先表现为急性左心衰，而后依次引起右心衰、全心衰。这时左心衰的症状反而可能减轻些。急性左心衰病情危急，如不及时抢救可致命。也有一开始就表现为右心衰的，常由于肺心病、肺动脉高压、肺栓塞等引起。慢性心衰则起病缓慢，机体有一定的代偿过程，如心脏扩大、心室壁肥厚以及神经内分泌的一些代偿过程。机体尚可保持一定的活动能力。

（因心力衰竭分类内容较多，特列于本章后"附：心力衰竭的分类、分期、分级"，如有兴趣可参阅。）

 病因

（一）急性左心衰

急性心瓣膜功能障碍（如急性心梗累及乳头肌引起二尖瓣关闭不全），急性心肌损伤（急性心梗、急性重症心肌炎等），心室后负荷突然增加（高血压急症），前负荷突然增加（输液过快、过多），前后负荷均增加（感染、过劳、严重心律失常、激动、围生产期心肌病）等。

近年提出了射血分数保留的心力衰竭（又称舒张性心力衰竭）的概念，临床亦常见。多发生于冠心病患者、血压控制不好的老年人，尤其是老年妇女。在某些诱因下，可以出现急性左心衰的临床表现。

（二）急性右心衰

肺心病失代偿期合并感染、急性右心室梗死、急性大面积肺栓塞以及右心瓣膜病等。

（三）急性非心源性心衰

高心排血量综合征、严重的肾脏疾病（心肾综合征）、严重肺动脉高压、大块肺栓塞等。

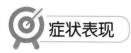 **症状表现**

（一）急性左心衰（肺水肿）

急性左心衰（肺水肿）不仅临床较常见，而且表现最为危急。主要临床表现有以下几点：

1.有引起急性左心衰的原发病,如急性心梗,重症心肌炎,输液过快、过多,高血压急症等。有的病例原发病并不清楚，而以急性左心衰为首发临床表现。

2.突发呼吸困难。患者端坐呼吸（强迫坐位），呼吸极快，可达30~

50 次 /min（正常呼吸频率为 12~20 次 /min）。患者面色发青，口唇发绀，大汗淋漓。

3.咳嗽、咳泡沫样痰，甚至粉红色泡沫样痰（咯血）。

4.器官缺血表现。由于脑、肾等器官缺血缺氧，出现乏力、嗜睡、暴躁、少尿等，严重者可血压降低、出现心源性休克。

5.听诊：满肺大、中、小湿啰音，严重者不用听诊器也能觉察。

6.胸部 X 线：有肺淤血、肺水肿的特征性表现。

7.化验：利纳肽（NP）升高（包括 B 型利纳肽 BNP、心房钠尿肽 ANP）。如未经治疗的可疑心衰，BNP 正常，可基本排除心衰（敏感性较高）；但 BNP 升高亦见于其他病症（特异性不太高）。

8.做十二导联心电图、超声心动图及一系列相关化验，常常可能发现引起急性心衰的原发病。

以上 6、7、8 项检查只有到医院后才能做。

临床表现重点：端坐呼吸，咳泡沫样痰。

（二）急性右心衰

急性右心衰，临床上较急性左心衰少见，且表现不如急性左心衰危急。主要临床表现有以下几点：

1.发绀。

2.颈静脉怒张。

3.肝区疼痛、压痛。

4.双下肢浮肿。

5.胸腔积液、腹水。

6.呼吸困难，但不如急性左心衰那样危重。

7.少尿。

以上表现有许多是需要体检才能发现的。

综观上述：临床上最危急的急性心衰常是急性左心衰。

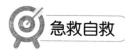 **急救自救**

1. 必须排除支气管哮喘引起的呼吸困难：（1）有无哮喘病史很重要；（2）哮喘表现为呼气困难，而急性左心衰吸气、呼气均困难。

2. 体位：保持患者端坐位或半卧位。可以坐在床边，背靠被子、枕头等。双腿下垂、双脚可踩在凳子上。这个体位很重要，可减少回心血量，缓解呼吸困难。

3. 嘱患者镇静，不要紧张。

4. 保持室内空气流通。如有条件，吸氧更好。这时可高流量吸氧（如3~5L/min）。在湿化瓶中加入30%的乙醇，有去除气道中泡沫的作用（除泡沫剂），使氧吸入量增多。

5. 舌下含服硝酸甘油、速效救心丸，亦可使用异舒吉喷雾剂等。

6. 如有条件，可肌注吗啡5mg和速尿20mg，如没有吗啡，仅注射速尿亦可以，不能排除支气管哮喘则不要用吗啡。

7. 急性左心衰经上述自救措施后，应立即叫救护车或自行送医院急诊室。急性左心衰不经正规治疗常常不能自行缓解。

要点：坐位腿下垂，硝酸甘油（舌下）、异舒吉（吸入），镇静吸氧。

 治疗方案（最新与经典结合，可供医务人员参考）

（一）一般措施

1. 监测心率、心律、血压、呼吸、血氧饱和度等，记录体重变化及24h出入量，并且进行容量管理，肺淤血、水肿明显者液体入量 < 1500~2000ml/d,保持出入量500ml/d的负平衡，严重者可达1000~2000ml/d的负平衡，甚至更多。（出入量平衡：液体入量 = 前一天尿量 +500ml，可作为容量管理计算的参考。）

2. 端坐位或半卧位，双腿下垂。

3. 吸氧，高流量 3~5L/min，加除泡沫剂。

4. 镇静止喘，首选吗啡 3~5mg iv，必要时每隔 15~30min 可重复，共给予 2~3 次。老年患者可酌情减量或改为肌肉注射。

5. 快速利尿，常用速尿 20~40mg iv，4h 后可重复一次。如症状改善不明显，可考虑联用噻嗪类利尿剂（氢氯噻嗪等）和保钾利尿剂（螺内酯等）。

6. 氨茶碱 0.25g 溶于 25%~50%GS 20ml 中，缓慢 iv（≥ 20min）或溶于 5%GS 250ml 中 ivgtt。

7. 洋地黄类药物具有正性肌力作用和负性心率作用，适用于房颤伴快速心室率的心衰及收缩性心衰。常将西地兰 0.4~0.8mg 用 25%GS 稀释后，缓慢 iv（≥ 5min），2~4h 后可酌情再给 0.2~0.4mg，一日总量 <1.2mg。

注意：急性心梗 24h 内不要使用洋地黄类药物。

（二）药物治疗

1. 血管扩张剂

（1）硝普钠：扩张动、静脉血管，同时减轻心脏前、后负荷，使心功能得以改善。在血压高的急性心衰，该药可用于起始治疗。常用剂量开始 0.3~0.5μg/（kg·min）ivgtt，以后根据血压、病情等逐步加量。

注意：需避光用药，连续用药时间不宜超过 24h。

（2）硝酸甘油：小剂量减低前负荷，较大剂量降低后负荷。常用剂量开始 5~10μg/min ivgtt。根据血压、病情逐渐加量，可每过 5~10min 增加 5~10μg/min。注意血压变化，一般最大量不超过 100μg/min。

（3）硝酸异山梨酯片：与硝酸甘油同为硝酸酯类，其对血压的影响、浓度稳定性、耐药性优于硝酸甘油。用法为 10~25mg 加入 5%GS 250~500ml 中稀释，开始 30μg/min，根据病情、血压逐渐加量，直至输完。一日 1 次即可，10 天为一疗程。如用输液泵给药，可从 1~2mg/h 开始，依病情、血压逐渐加量。一般不超过 8~10mg/h。治疗急性左心衰可能需要的剂量较大，可达 10mg/h，个别病例甚至更高些。一般总量达 10~25mg/ 次即可，一日 1 次。

（4）乌拉地尔：竞争性阻断 α 肾上腺受体，扩张静脉作用大于动脉。降低肾血管阻力，且对心率影响不大。对中枢亦有作用，可调节交感神经冲动的发作。用法为 25mg iv，5min 后可酌情再加 25mg，极量 50mg/d。

（5）经正性肌力药治疗后，血压仍低，有心源性休克者，可考虑使用血管升压药，常选用去甲肾上腺素。

2. 正性肌力药（强心剂）

（1）洋地黄类药物（见本章"急性左心衰（一） 一般措施7"）。

（2）多巴胺：小量 2μg/（kg·min）降低外周阻力，扩张肾血管、冠状动脉、脑血管；中量 2~5μg/（kg·min）增加心肌收缩力，扩张肾小动脉，且心率加快不明显；大量 5~10μg/（kg·min）则可收缩血管，增加左心室后负荷，对心衰有害；治疗心衰常用 2~5μg/（kg·min）ivgtt。

（3）多巴酚丁胺：是多巴胺的衍生物，其扩血管作用与加快心率作用均比多巴胺小。临床主要用于增加心肌收缩力（正性肌力作用）。临床常用量 2.5~10μg/（kg·min），小量开始，酌情逐渐加量。

多巴胺与多巴酚丁胺只能短期静脉使用，连续用药超过 72h 可出现耐药，长期使用将增加死亡率。

（4）磷酸二酯酶抑制剂：

1）米力农常用量负荷量 25~50μg/kg iv，然后 0.375~0.75μg/（kg·min）ivgtt 维持，极量 <1.13mg/（kg·d），通常用 2~3 天；

2）氨力农常用量负荷量 0.75mg/kg iv(2~3min)，继以 5~10μg/（kg·min）ivgtt 维持，极量 <10mg/（kg·d），疗程不超过 2 周；

3）维司力农只有口服制剂，适用于较中度慢性心衰，用法为 60mg Qd po。该类药只能短期使用以改善心衰症状，长期使用可使患者死亡率增加，另外，急性心梗 24h 内亦不要使用。

3. 一些新药

（1）左西孟旦：可扩张冠状动脉和外周血管，改善心肌功能并纠正血流动力学的紊乱，适用于无低血压的急性左心衰患者。

（2）伊伐布雷定：单纯减慢心率，对心肌传导、心肌收缩无影响，并且没有 β 受体阻断药的不良反应和反跳现象。长期应用可改善预后，降低死亡率。

（3）新型血管扩张剂：人重组脑钠肽（rhBNP），如奈西利肽，能扩张动静脉，降低前后负荷，并有排钠利尿作用。但可致低血压，并且不能改善预后。

（三）治疗原发病

1.急性心梗的再灌注治疗，抗血小板、抗凝药物，RAAS 抑制剂，β 受体阻断药，强力降脂药，硝酸酯类等药的使用。

2.高血压急症的控制性降压。

3.心律失常的抗心律失常治疗，包括药物、电复律等。

4.控制感染，去除输液过快、过多等诱因。

（四）特殊治疗

机械循环辅助治疗可短期（数天至数周）应用。包括经皮心室辅助装置、体外生命支持装置（ECLS）和体外膜肺氧合装置（ECMO），需要在有条件的医院进行操作。

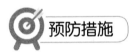 **预防措施**

（一）急性左心衰

1.冠心病的二级预防（见"五 急性心肌梗死 预防措施"）。

2.高血压的控制，尽量达标（见"三 脑卒中 预防措施"）。

3.心律失常的预防和治疗，可用药物、射频消融、ICD 及外科手术等方法。咨询心血管内科医生，结合患者的意愿及条件等而决定。

4.慢性心衰的积极治疗，根据病情和医嘱，下列药物可作为长期治疗的选择。

（1）肾素 – 血管紧张素 – 醛固酮系统抑制剂，包括以下 4 类：

1）血管紧张素转换酶抑制药（ACEI），即普利类，如依那普利、培垛普利、雷米普利；

2）血管紧张素Ⅱ受体拮抗药，即沙坦类，如坎地沙坦、氯沙坦、缬沙坦等；

3）血管紧张素受体－脑啡肽酶抑制剂（ARNI）：沙坦类与脑啡肽酶抑制剂的合剂。现临床上常使用的有沙库巴曲缬沙坦。注意这种药不要与ACEI同时使用，最后一次服用ACEI的36h内亦不要使用。当然更不需要与沙坦类合用了；

4）抗醛固酮药：常用螺内酯。

（2）伊伐布雷定单纯减慢心率，不影响心肌收缩力和传导，长期应用可改善预后，降低死亡率。

（3）β受体阻断药：如比索洛尔、卡维地洛、美托洛尔等。

（4）长效硝酸酯类：如硝酸异山梨酯。

（5）肼屈嗪。

按照心血管内科医生的治疗方案，有选择地长期使用上述药物的一种或几种。可预防急性心血管事件，包括急性心衰的发生，有效降低再住院率，改善预后，使患者保持一定的活动力，并降低综合死亡率。

（二）急性右心衰

1.治疗慢性阻塞性肺疾病（简称慢阻肺）、肺心病、支气管哮喘等，使病情长期稳定（见"十一 急性呼吸衰竭 预防措施"）。

2.预防肺栓塞（见"十 肺血栓栓塞症 预防措施"）。

总之积极治疗可引起急性心衰的原发病，是预防急性心衰的重要基础。

（三）避免诱因

尤其是有心脏病的患者，需长期尽力避免可引起心衰的诱因。

1.感染：尤其是呼吸道感染。平时注意预防感染，一旦有感染需及早治疗，不要拖延。

2.过劳：永远保持体力活动在力所能及的范围。

3.过于激动：经常注意控制情绪，逐步培养"处变不惊、遇事不乱、戒急用缓"的习惯，达到"任凭风浪起，稳坐钓鱼台"的境界。

4.输液过快、过多：在诊所等输液时需告知护士，有何心脏病，避免输液过快、过多。

5.长期用药者，需听从医生嘱咐。有许多药物长期使用后是不能突然停用的。如长效硝酸酯类、β 受体阻断药、中枢性降压药（如甲基多巴、可乐安）、某些抗心律失常药等，在长期服用后如骤然停药，可引起病情反跳、恶化，甚至导致急性心梗、高血压急症、严重心律失常、急性心衰等。如确需停某种药，要根据医嘱逐渐减量，经一段时间后减至最小量再停用。还有其他一些药，长期使用后也是不能骤停的。如激素、胰岛素、抗癫痫药、抗精神病药等。如需停药，也要按照各科医生医嘱逐步减量或替代治疗。

（四）心衰危险因素的干预

1.高血压：最常见、最重要的危险因素。长期有效控制血压可使心衰风险降低 50%。

2.高血脂：对冠心病患者或高危人群，推荐使用他汀类降脂药。

3.糖尿病：糖尿病是心衰的独立危险因素。近年研究显示，恩格列净、卡格列净类药能降低 2 型糖尿病的死亡率和心衰住院率。

4.其他危险因素：肥胖、糖代谢异常、吸烟、饮酒等。

5.B 型利钠肽（BNP）筛查高危人群：高危人群如 BNP >50ng/L，早期干预，可预防心衰发生。

附：心力衰竭的分类、分期、分级

1.心力衰竭的分类

（1）根据心衰的部位：分为左心衰竭、右心衰竭、全心衰竭；

（2）根据发病急缓：分为急性心力衰竭、慢性心力衰竭；

（3）根据不同的功能障碍：分为收缩性心衰、舒张性心衰。

2.心力衰竭的分期（2019 年《美国成人慢性心力衰竭诊断和治疗指南》）

（1）前心衰阶段仅有心衰高危因素，尚无心脏结构、功能异常，亦无心衰；

（2）前临床心衰阶段已有结构性心脏病，如左心室肥厚、无症状瓣膜心脏病、陈旧心肌梗死等，但尚无心衰表现；

（3）临床心衰阶段有基础结构性心脏病，并且有心衰的临床表现（包括既往的和目前的）；

（4）难治性终末期心衰阶段虽经严格优化的内科治疗，但休息时仍有症状，需反复长期住院。

3.心力衰竭的分级（NYHA分级）

Ⅰ级：日常活动不受限，一般活动不引起乏力、呼吸困难等症状；

Ⅱ级：活动轻度受限，一般活动可出现心衰症状；

Ⅲ级：活动明显受限，低于一般活动即引起心衰症状；

Ⅳ级：不能从事任何体力活动，休息时也有心衰症状，活动后更加重。

九 哮喘持续状态

支气管哮喘（简称哮喘）是一种多基因遗传倾向的常见病，具有此种内因的个体，可能由于外界刺激引起气管－支气管反应性过度增高而患支气管哮喘。这些外界刺激可以是变应原性（过敏性）的，也可以是非变应原性的。

哮喘持续状态在支气管哮喘基础上，因某些诱因引起体内病理生理状况突然产生变化，导致哮喘发作严重，并且常规治疗效果差或无效，使哮喘持续发作12h以上或更长。所以哮喘是哮喘持续状态的基础，偶有第一次发作哮喘就表现为哮喘持续状态的。如果对哮喘持续状态警惕不足，未能及时处理，可引起死亡。

随着经济化和工业化的进程，也相应带来空气污染（雾霾），加上人们生活水平的提高和生活方式的改变，使我国支气管哮喘的发病率呈快速上升趋势。哮喘病人的快速增多也使其严重发作的哮喘持续状态有增加的倾向。现在，我国已成为全球哮喘病死率最高的国家之一。

哮喘病人症状加重可提示哮喘持续状态的发生。但是亦有轻度哮喘或控制良好的哮喘患者因某些诱因突然发生哮喘持续状态的。

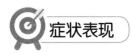 **症状表现**

1.既往有支气管哮喘的病史，有的还可能有哮喘的家族史。

2.严重的呼气性呼吸困难，即呼气费力且呼气时间延长。这种状态用常规治疗（如吸入剂）常常疗效较差或无效，以致发作不能停止，可持续12h以上或更长。患者不能平卧，焦躁不安，大汗淋漓，严重者有意识障碍，并有发绀（皮肤、黏膜青紫）。呼吸次数增加，>30次/min，胸廓饱满，活动幅度下降。

3.有哮鸣音，即呼气时尖声如哨笛声，重者不用听诊器都可听到。有的严重病例并发吸气性呼吸困难，出现三凹征（吸气时锁骨上窝、胸骨上窝、肋间隙同时发生凹陷的征象）。发生这是由于胸锁乳突肌等辅助呼吸肌收缩，在吸气时导致锁骨上窝、胸骨上窝、肋间隙凹陷。

4.心率快（脉搏快），>120次/min，常有奇脉，即吸气时脉搏减弱甚至消失。

5.辅助检查：

（1）血气分析：氧分压（PaO_2）<60mmHg，二氧化碳分压（$PaCO_2$）早期可降低或正常；pH升高（呼吸性碱中毒）。哮喘持续时间长时，$PaCO_2$可升高，pH降低（呼吸性酸中毒）。

（2）胸部X线：肺充气过度（肺气肿），气胸或纵隔气肿。

（3）心电图：肺性P波。

这些辅助检查是到医院才能做的检查。

临床表现讲起来挺复杂，但只要抓住重点，就可及时做出初步诊断。

要点： 原有哮喘病，严重的哮喘发作（呼气困难、哮鸣音），常规治疗（如吸入剂）效果不佳，已持续12h以上，常有意识障碍、发绀等，即应考虑为哮喘持续状态。

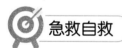

急救自救

1.患者取坐位、半卧位或前倾坐位，即坐位时身体前倾，怀抱枕头。亦可跪在床上，身体前倾，怀抱枕头。（如图9-1）

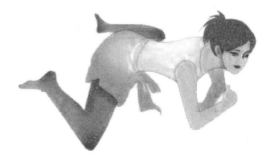

图9-1 急救体位

2.解开衣领，松开裤带，清除口内分泌物。

3.首选药物沙丁胺醇（肾上腺素能的短效 β_2 受体激动剂），气雾吸入，按压 1~2 喷，可重复，但一日总量不超过 6~8 喷。如疗效差，可加用异丙托溴铵气雾吸入。

4.如有家用吸氧瓶，迅速以 1.5~2L/min 的流量持续吸氧，可经鼻导管或面罩吸入（哮喘患者家中常备有）。**注意**：避免高流量吸氧。

5.室内通气，保持空气新鲜，但避免风直接吹患者。同时避免煤烟、烟草、油烟等气味刺激。

6.保持环境安静，减少对患者刺激，冬天注意保暖，夏季炎热适当降室温。嘱患者多饮水，补充丢失的水分。

7.立即向急救中心呼救，或直接送医院急救室救治，不要耽搁。**注意**：不能背送病人，以免影响呼吸。

8.可口服氢化可的松片 20mg/片，20~40mg/次，20~240mg/d 分次口服，或强的松片 5mg/片，5~10mg/次，30~60mg/d，分次口服。待症状缓解，要及时逐渐减量，以免发生不良反应。

9.如有条件（家人或邻居中有医务人员），可做如下处理：

（1）氨茶碱注射液 0.25g 加入 25%~50%GS 20ml 中缓慢 iv，注射时间要 ≥ 20min。静脉注射氨茶碱要缓慢、谨慎，注意观察患者的反应。曾有静脉注射氨茶碱引起急性左心衰的报道。

（2）甲泼尼龙 40mg 或氢化可的松 100mg（均是注射液）溶于 5%GS 或生理盐水 250ml 中 ivgtt。

以上仅是入院前的紧急处理，入院或进入急救室后仍应听从医生的安排。

要点：前倾坐位，沙丁胺醇，避免不良气味，吸氧。

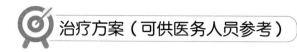

治疗方案（可供医务人员参考）

1. 一般治疗

（1）体位：坐位、半卧位、前倾坐位。

（2）吸氧：低流量（1.5~2L/min）持续吸氧。

2. 支气管扩张药：可给短效 β₂ 受体激动剂（SABA）较大剂量雾化吸入，亦可加短效抗胆碱药（SAMA）、激素等做联合雾化吸入。

3. 氨茶碱 0.25g 溶于 25%~50%GS 20ml 缓慢 iv（≥ 20min）。

4. 糖皮质激素：甲泼尼龙（甲强龙）80~160mg/d；或氢化可的松 400~1000mg/d，每次溶于 5%GS 或生理盐水 250ml 中 ivgtt。亦可口服氢化可的松片（20mg/ 片）20~40mg/ 次 Tid；强的松片（5mg/ 片）5~10mg/ 次 Tid，在症状缓解后逐渐减量。

5. 严格掌握抗菌药的使用指征，因大多数急性哮喘发作并非细菌感染所致。除非有明确细菌感染指征，如发热、脓痰、胸部 X 线有片状阴影等，才使用抗菌药物。

6. 如经上述药物治疗无效甚至出现病情恶化，应及时机械通气（指征：意识改变，呼吸疲劳，$PaCO_2$ ≥ 45mmHg），病情较轻者可试用面罩无创机械通气，如无效则及早气管插管进行机械通气。

预防措施

预防措施主要指哮喘慢性持续期的治疗，因为控制好哮喘的发作，也就很大程度上预防了哮喘持续状态的发生。当然这不是绝对的，因为亦有个别病人虽然病情控制良好，在某些诱因作用下仍可发生哮喘持续状态，这毕竟是少数。

哮喘慢性持续期（亦可理解为哮喘缓解期）的治疗目标在于：哮喘的良好控制，维持正常活动水平，同时尽可能减少急性发作，降低肺功能不可逆损害和药物不良反应的风险。经适当的治疗和管理，绝大多数患者能够达到以上目标。

1. 一般措施

（1）健康规律的生活方式，适当锻炼增强体质，改善免疫状况和肺功能。

（2）避免吸入过冷空气，预防感冒；

（3）戒烟；

（4）避免一切刺激性气体和环境污染；

（5）试图找出过敏原。

2. 长期用药

在哮喘的慢性缓解期，仍要长期用药。在这些药物的长期作用下，可使支气管黏膜炎症逐步减轻，伴随着机体的新陈代谢，炎症甚至可能基本根除。这样就从根本上防止了哮喘的发作，有的病人可能停药后长时间不再复发。所以这种长期治疗不仅仅是"治标"，也有"治本"的意义。长期使用的各类药物简述如下：

（1）糖皮质激素（ISC）吸入剂：主要有效地抑制气道炎症，从根本上控制哮喘的发作。因为是气道局部用药，全身不良反应很小，是目前长期控制的首选药物。如倍氯米松、布地奈德、氟替卡松等。

（2）β₂受体激动剂：主要舒张支气管，缓解哮喘症状。长期控制治疗使用长效 β₂受体激动剂（LABA）的吸入剂，常用的有沙美特罗、福莫特罗。

注意：LABA 不能单独用于哮喘的治疗。

目前最常用上述两类药（ICS+LABA）的合剂作为长期控制治疗药物。这些合剂既抗炎又舒张支气管，其疗效好并且使用方便，如氟替卡松/沙美特罗吸入干粉剂，布地奈德/福莫特罗吸入干粉剂。

（3）白三烯调节剂：兼有抑制气道炎症和舒张支气管的作用，可单独使用替代糖皮质激素类药物，亦可与其他药联合使用。常用药物如孟鲁司特、扎鲁司特。

（4）茶碱类：兼有舒张支气管和抑制气道炎症的作用。茶碱类虽属老药，但目前仍是治疗哮喘的有效药物。特别是缓（控）释茶碱的问世和普及，使茶碱类的使用更为有效也更加安全。缓解期常使用小剂量缓（控）释茶碱与ICS联合做长期控制治疗。如茶碱控释片0.2g/12h一次与ICS联用。茶碱类目前没有吸入剂，可用口服剂。

（5）抗胆碱药：主要舒张支气管并减少黏液分泌。其舒张支气管比 β_2 受体激动剂弱，但近年研发的新药如噻托溴铵作用较强，持续时间更长（可达24h）。这种长效抗胆碱药（LAMA）亦常用于哮喘合并慢阻肺以及慢阻肺的长期治疗。

（6）抗IgE抗体：该药临床使用时间不长，其远期疗效及安全性仍有待进一步观察。

上述6类药中，仍以ICS和LABA的联合制剂为最广泛使用的哮喘长期控制药。当然如遇哮喘发作，仍需酌情吸入SABA。有时需全身使用ICS（口服或静脉点滴），或吸入SABA如异丙托溴铵、口服短效茶碱等。在哮喘慢性持续期（或哮喘缓解期）的长期控制性治疗中，根据患者的病情需做相应的分级治疗（1~5级），并且根据疗效调整级别（如升级或降级）。这需要医师根据病情做出决定，作为患者只要按照医嘱坚持用药就可以了。

3. 干预和控制危险因素

即便使用了上述药物并给予了最大剂量，部分患者仍有急性发作，这就与危险因素仍然存在和持续作用有关了。

常见的危险因素有：

（1）吸烟、二手烟；

（2）低 FEV_1，尤其是 <60% 的预计量，（FEV_1 即第1s用力呼气量，亦可视为第一秒肺活量）；

（3）肥胖；

（4）重要的心理因素；

（5）经济状况差；

（6）食物过敏，接触过敏原（如屋螨、尘埃、宠物、霉菌、蟑螂、花粉等）；

（7）诱导性嗜酸粒细胞增多；

（8）空气污染。

识别这些危险因素并进行干预和控制就会减少未来的急性发作。如有的患者在戒烟后，有的患者能够找到明确的过敏原并进行正规的免疫治疗等，从而长时间没有急性发作。患者要根据自己的情况，更重要的是听从医生的判断，来确定是哪种危险因素在起作用，从而干预和控制，设法去除该种危险因素，这样就能大大减少急性发作的风险。

4. 常备 SABA 和注射用激素

即使病情稳定，控制较好，也要常备 SABA 和注射用激素。有的患者平时病情控制良好，但在某些不可预测的诱因下突然发生哮喘持续状态，甚至致死性哮喘。常备上述药物可在紧急情况下自救。

肺血栓栓塞症

肺栓塞是以各种栓子阻塞肺动脉或其分支为其发病原因的一组疾病或临床综合征的总称，包括肺血栓栓塞症（PTE）、脂肪栓塞综合征、羊水栓塞、空气栓塞等。

肺血栓栓塞症分为急性、慢性两大类。急性肺血栓栓塞症起病急，根据栓塞面积的大小而呈现不同的临床表现和危险性。慢性血栓栓塞性肺动脉高压则发病缓慢，呈现一种慢性、进行性加重的临床表现，其死亡率大大低于急性肺血栓栓塞症。

肺血栓栓塞症表现多样化，不像前面所述的急性心肌梗死和脑卒中有一定的特征性；症状严重程度亦差别很大，轻者可几乎无症状，重者可猝死。对于非医务人员来说要做出肺血栓栓塞症的判断谈何容易。但有些症状还是较特殊的，了解了这些症状有利于我们做出初步的判断。

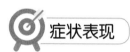 **症状表现**

1.呼吸困难（80%~90%），活动后明显，但又找不到原因，为最多见的症状。

2.胸痛（40%~70%），可以是持续性的胸痛（不像心绞痛的胸痛只持续几分钟）；但也可以是心绞痛那样的发作性胸痛，持续几分钟，可反复发作。

3.咳嗽（20%~56%）、咯血（11%~30%），咯血常为小量。

4.晕厥（11%~20%），可以是肺栓塞唯一或首发的症状。

5.精神症状（15%~55%）：烦躁、惊恐、濒死感等。

6.心悸（10%~32%）。

7.低血压和/或休克（1%~5%）。

8.猝死（<1%）。

其中以上述的呼吸困难、胸痛、咯血最有特征性，也称为"肺血栓栓塞症三联征"。虽然同时出现这三个症状，仅见于约20%的患者，但这三个症状仍具有肺血栓栓塞症的特征性。只要出现其中的一个或两个症状，就应想到肺血栓栓塞症。

有胸痛亦会想到急性心肌梗死，但是急性心肌梗死呼吸困难症状不明显，也不会咳嗽、咯血，所以还是与肺血栓栓塞症有所不同的。

出现原因不明的晕厥，但又不像脑出血那样先有头痛、恶心、呕吐，又出现面瘫、肢体瘫痪等，这时要想到肺血栓栓塞症。

要点：呼吸困难、胸痛、咳嗽、咯血、原因不明的晕厥要想到肺血栓栓塞症，并按急性肺血栓栓塞症进行自我救助。

在第五章"急性心肌梗死"中曾提到急性心肌梗死发病率高，更为常见，如老年患者突然发生严重心律失常、休克、心力衰竭等而原因不明，或突然发生较重的持久胸闷、胸痛者，都应考虑急性心梗的可能，宜先按急性心肌梗死处理。急性心肌梗死的初步治疗包括口服阿司匹林、氯吡格雷等。有人可能想万一是肺血栓栓塞症怎么办？这也不会有太大问题，因为肺血栓栓塞症与急性心肌梗死都是血栓引起的，治疗上没有矛盾。

确诊肺血栓栓塞症需要到医院看呼吸科医生，并做许多检查，经过疑诊、确诊和求因三个步骤。这只有住院或急诊室留观时才能做到，并且需要一定的时间。

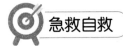 **急救自救**

1. 注意观察患者呼吸、心率等状况。

2. 嘱患者卧床休息。

3. 尽量保持大便通畅。嘱患者勿用力大便，以防静脉血栓进一步脱落加重病情。如便秘可使用开塞露、肥皂水灌肠等。

4. 可酌情使用镇静（如安定）、止痛（如芬必得、去痛片）、镇咳（如复方甘草片、止咳糖浆）等药物。

5. 如有条件，立即经鼻导管或面罩吸氧，以纠正低氧血症。

6. 尽快联系住院或送急诊室。

注意：许多慢性血栓栓塞性肺动脉高压患者病情较轻，可以有较长时间的活动后气短，如几天、几周甚至几个月，别的症状不明显，最后经许多详细检查才知道是肺栓塞，这是小面积的或栓塞程度较轻的肺栓塞，危险性不太大。

急性肺血栓栓塞症，尤其是大面积肺血栓栓塞症，除有上述的症状以外，死亡率亦很高，需提高警惕，除了紧急按上述方法采取自救措施外，应立即向 120 求救或立即自行送医院急诊室。

 临床诊断（可供医务人员参考）

肺血栓栓塞症临床表现多样化，缺乏特异性，诊断较为困难。所以需要做许多特殊检查，并经过"疑诊""确诊"的过程。在肺血栓栓塞症确诊后还需进一步查找栓子的来源，并寻找深静脉血栓形成（DVT）和 PTE 的诱发因素，即"求因"。所以肺血栓栓塞症的诊断包括了疑诊、确诊、求因三个步骤，还需要做肺血栓栓塞症的危险分层。

（一）疑诊

1. 血浆 D- 二聚体：敏感性较高，结果阴性可基本排除急性肺栓塞。

2. 血气分析：急性肺栓塞可有各种类型异常。

3. 肌钙蛋白：反映右心室损伤程度。

4.BNP：反映右心室扩张或压力负荷增加的程度。

5. 心电图：急性肺栓塞可有一些非特异性变化。如 $V_1 \sim V_4 ST-T$ 异常，右束支阻滞，肺性 P 波等。

6. 胸片：急性肺栓塞可发现楔形片状阴影等。

7. 超声心动图：急性肺栓塞可发现右室后负荷增加。

8.下肢深静脉超声检查：可发现血栓等。

以上检查只能做出肺血栓栓塞症的"疑诊"，并不能确诊或排除肺栓塞。

（二）确诊

1.CT 肺动脉造影：推荐作为首选的确诊检查手段。

2.放射性核素肺通气／血流灌注显像。

3.MRI 肺动脉造影。

4.肺动脉造影（诊断肺血栓栓塞症的"金标准"），但有0.1%致命性和1.5%严重并发症的可能性,应严格掌握适应证。现已很少用于急性肺血栓栓塞症的诊断。

以上4项只要其中一项阳性即可确诊。确诊后需进一步做危险分层（见"附1：肺血栓栓塞症危险分层"）。

（三）求因

包括了两步。

第一步：确诊肺血栓栓塞症后要进一步查找深静脉血栓的来源。可做如下检查：

1.加压超声检查下肢深静脉。

2.放射性核素（同位素）。

3.X 线静脉造影。

4.CT 静脉造影。

5.MRI 静脉造影等。

以确定哪里有深静脉血栓，从而查找栓子的来源。

第二步：找出引起深静脉血栓和肺血栓栓塞症的诱因。

如骨折、腿部大手术等所需要做的下肢固定，创伤，肿瘤，长期口服避孕药,围产期,激素替代治疗等（见"预防措施（一）认识和控制易患因素"）。值得注意的是，由于 PTE 的临床表现缺乏特异性，确诊又需要一些特殊的设备和技术，有的基层医院尚不具备这样的条件，所以就目前情况来看，PTE 的检出率仍偏低，仍可能有较严重的漏诊和误诊。对此，临床医生需要给予充分关注。

治疗方案（可供医务人员参考）

（一）一般治疗

1.卧床。

2.监护（生命体征、动脉血气分析、心电图等）。

3.保持大便通畅。

4.镇痛、止咳、镇静。

（二）血流动力学和呼吸的支持

1.补液、升压药（如需要）。

2.吸氧，必要时机械通气（无创、有创）。

（三）抗凝治疗

与溶栓治疗相互配合，有效防止血栓再形成。用普通肝素、低分子肝素、磺达肝葵钠或华法林及一些新型抗凝药（如达比加群、利伐沙班等）。急性心梗时用的抗血小板药阿司匹林、氯吡格雷等，其抗凝作用不能满足肺血栓栓塞症的抗凝要求。抗凝治疗至少3个月或更长。

（四）溶栓治疗

急性肺血栓栓塞症起病48h内溶栓，可取得最大疗效。但对有症状的急性肺血栓栓塞症患者，在6~14天内溶栓治疗仍有一定作用。所以急性肺血栓栓塞症溶栓治疗的时间窗一般定为14天以内。由于可能存在血栓的动态形成过程，对急性肺血栓栓塞症溶栓治疗的时间窗亦可不做严格规定。这比急性心肌梗死12h内溶栓的时间窗长得多。常用尿激酶、链激酶、t-PA，三者溶栓疗效相近，可酌情选用。

（五）介入治疗

如肺动脉血栓摘除术经皮导管介入治疗去除血栓，放置腔静脉滤器以及外科手术治疗。这些都需要一定的条件，有一定的适应证，也有一定的风险，常不是首选治疗。

预防措施

既然肺血栓的栓子来源于深静脉血栓，那么肺血栓栓塞症的预防首先是深静脉血栓的预防。DVT 有三个条件：①深静脉内膜损伤，②血液高凝状态，③血流缓慢，所以任何导致上述 3 种情况的因素都是深静脉血栓的易患因素（或危险因素）。

（一）认识和控制易患因素

1.DVT 和 PTE 有与动脉粥样硬化疾病（如冠心病、脑卒中）一样的易患因素，如肥胖、吸烟、高血脂、高血压、糖尿病、同型半胱氨酸增高、尿酸增高等。这些因素既能损伤动脉内膜也能损伤静脉内膜（DVT 的条件①），同时也可促进血液高凝状态（DVT 的条件②）。预防 DVT 和 PTE 就要注意控制这些因素。如定期监测血脂、血压、血糖、同型半胱氨酸、尿酸等，如有异常尽早干预，并减肥、戒烟等。这些都依赖于健康的生活方式，并且是自己能够掌控的，所以更不应忽视。

2.一些疾病自身免疫疾病(如红斑狼疮、类风湿)，肿瘤，正在口服避孕药，产后，围产期，脑卒中瘫痪以及接受激素替代治疗等，则 DVT 和 PTE 风险增加（中等易患因素）。下肢骨折，髋、膝关节置换术后，3 个月内曾因心梗、心力衰竭、房颤等入院，以及既往曾有静脉血栓者，则风险更高（强易患因素）。如有这些情况需咨询医生，以采取针对性的预防措施。

DVT 也有某些遗传易感因素，这是与生俱来的，无法控制。但只要能消除和控制后天的易患因素，必要时采取有针对性的预防措施，就可以预防DVT 和 PTE 的发生。

（二）长途旅行如何预防深静脉血栓

不论乘坐飞机、火车、汽车、轮船等，只要时间长，超过 4h 就应采取措施预防深静脉血栓（也称经济舱综合征）。那么什么措施可以预防深静脉血栓呢？

首先，要注意经常走动，多活动腿部，40min 至 1h 起来走动一次，坐时也应多活动腿部和脚部。为了经常活动腿部，睡觉时间也不宜太长，至少1~2h 起来活动一次。这样就避免了血流缓慢并防止血栓形成。再者，长途旅行时应尽量多喝水，使血液稀释，防止高凝状态，这样就可预防血液凝集形成血栓。以上两点非常重要，尤其是对于老年人。

另外，长途旅行宜穿宽松的裤子和衣服，以避免血流不畅和血流缓慢。

要点：经常走动、多喝水、穿宽松裤子，是旅行时预防深静脉血栓的简单而有效的措施。

需要说明的是，许多人并不知道自己深静脉的状况，也不一定明确有无易患因素的存在，所以采取以上预防措施有益无害。当然，如有条件，可做下肢深静脉的超声检查，以确定有无血栓。

如果旅行乘坐交通工具时间不长，也没有其他危险因素，深静脉血栓形成的可能性还是很低的。

如果属于高风险人群，如腿部手术后一个月内、骨折固定期等需长途旅行，应征求医生意见，可用药物预防或穿逐级加压的特殊弹力袜，以增加血流速度。

（三）药物预防

对于有风险的人群，特别是易患因素持续存在的人群，必要时可用药物做长期预防。按照医生的嘱咐，低危险人群可用小剂量阿司匹林 100mg/d，不良反应不大，但也要注意出血倾向；中危险人群可用阿司匹林或华法林或新型口服抗凝药（达比加群、利伐沙班、阿哌沙班等）；高危险人群需用华法林或新型口服抗凝药（见"七 心律失常 （二）房颤 预防措施"）。

（四）其他

如有兴趣，可参阅肺血栓栓塞症临床可能性评分表，（见附 2：看看某些情况下，肺血栓栓塞症的可能性究竟有多少）。

附1

肺血栓栓塞症危险分层

危险分层	休克和/或低血压	影像学 （右心室功能不全）	实验室指标 （心脏生物学标志物升高）
高危	+	+	+/-
中高危	-	+	+
中低危	-	+/-e	-/+e
低危	-	-	-

e：影像学和实验室指标两者之一阳性。

附2

肺栓塞临床可能性评分表（简化Wells评分计分　修订版Geneva评分计分）

简化Wells评分	计分	修订版Geneva评分	计分
PTE或DVT病史	1	PTE或DVT病史	1
4周内制动或手术	1	1月内手术或骨折	1
活动性肿瘤	1	活动性肿瘤	1
心率≥100次/min	1	心率75~94次/min	1
咯血	1	心率≥95次/min	2
DVT症状或体征	1	咯血	1
其他鉴别诊断的		单侧下肢疼痛	1
可能性低于PTE	1	下肢深静脉触痛及	
		单侧下肢水肿	1
		年龄＞65岁	1
临床可能性		临床可能性	
低度可能	0~1	低度可能	0~1
		中度可能	2~4
高度可能	≥2	高度可能	≥5

修订版Geneva评分"三分类法"，低度可能：0~1分。中度可能：2~4分。高度可能：≥5分。

十一　急性呼吸衰竭

呼吸衰竭(简称呼衰)是各种原因引起的肺通气和/或换气功能严重障碍，进而引起一系列病理生理变化以及临床表现的临床综合征。

许多气管、支气管、肺部疾患发展到晚期，一些突发的意外因素、颅脑病变、药物中毒等都可以引发呼吸衰竭。呼吸衰竭是呼吸系统病变的终末阶段。

按照发病急缓，呼吸衰竭可分为急性呼吸衰竭（急性呼衰）和慢性呼吸衰竭（慢性呼衰）。

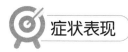 症状表现

1. 常有引起呼吸衰竭的原发病

如慢阻肺、肺心病合并感冒、感染，这些疾病可能已有慢性呼吸衰竭的基础，在感染等诱因下病情急剧加重，呈现急性呼吸衰竭的临床表现。再如气道痉挛、气胸、哮喘持续状态、大面积肺栓塞等呼吸系统疾病；一些突发的致病因素，如休克、气道的急性阻塞；一些意外伤害，如创伤、电击、溺水等；颅脑感染、损伤、脑卒中以及一些药物如镇静催眠药中毒等都可能导致急性呼衰。

2. 呼吸困难

早期呼吸次数增加，即呼吸加快。严重时呼吸费力，出现三凹征，这是辅助呼吸肌活动加强所致。

3. 发绀

口唇、指甲发绀，面色发青。但贫血患者发绀不明显。

4. 精神、神经症状

由于缺氧引起错乱、躁狂、昏迷甚至抽搐等。如同时伴二氧化碳增高，

还可表现为嗜睡、表情淡漠等。

5. 循环系统表现

心跳加快、血压下降、严重者可能心跳停止。

6. 动脉血气分析异常

如 $PaO_2 < 60mmHg$，而 $PaCO_2 < 50mmHg$，称为 I 型呼衰，主要见于肺换气功能障碍。如 $PaO_2 < 60mmHg$，同时 $PaCO_2 > 50mmHg$，称为 II 型呼衰，是由于肺通气功能障碍或肺通气功能障碍与肺换气功能障碍同时存在而引起的。

要点：①原发病，②呼吸困难，③发绀，④血气分析异常。

急性呼衰与急性左心衰在临床表现上有诸多相似之处，尤其在呼吸困难、发绀、动脉血气分析等方面。如何初步鉴别？依照临床经验，最重要的是原发病。如慢阻肺，肺心病合并感冒、感染，哮喘持续状态等导致的严重呼吸困难，首先要想到急性呼衰。而急性心梗、高血压急症（血压突然升至很高）、快速大量输液、心肌病等则常常引起急性左心衰。更复杂的情况是急性呼衰同时伴发急性左心衰／急性左心衰同时伴发急性呼衰，这就需要医生的诊断和一些必要的辅助检查了。

当然到医院急诊室后，医生要给病人做详细体格检查和化验、胸部 X 线、CT、MRI、超声等辅助检查，以明确诊断以及找出发病原因。

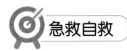 **急救自救**

（一）保持气道通畅

保持气道通畅是自救中最基本、最重要的措施。

1. 对昏迷者，应使其处于仰卧位，头后仰，抬起下颌，使下颌线与地面垂直，以解除舌后坠而开放气道。清除口腔和咽部异物、分泌物；去掉假牙，用筷子敷上纱布清理口腔中的痰液。

2. 对清醒者，鼓励其咳痰、吐痰，可帮助患者翻身并拍背以促进排痰。

（二）吸入新鲜空气或氧气

室内人多时，需开窗通气，但注意天冷时给患者身体保暖，也不要让冷空气直吹患者。同时，保持室内一定的湿度，可持续烧开水或使用超声雾化器。

如家里备有氧气，可使用面罩、鼻塞、导管吸入氧气。吸氧时需注意下列几点：

1.对于慢阻肺患者，即使呼吸很困难，也只能低流量吸氧，常用1~1.5L/min（湿化瓶上有刻度）。

2.在湿化瓶中加入60℃的热水能起到湿化吸入氧气的作用。

3.在湿化瓶中加30%的酒精以去除气道中的泡沫，从而减少气道阻力。

4.只能使用医用氧气，不可使用工业氧气。

（三）其他情况

如呼吸呈现叹息样并逐渐减弱甚至停止，则不单单是急性呼衰的表现，而可能是心脏骤停。这时应想到并做出判断，然后实施心肺复苏（见"一心脏骤停 急救自救"）。

急性呼衰的患者，经上述紧急自救措施后，应尽早送医院，以得到全面系统的治疗。

急性呼吸衰竭不经正规治疗常不能自行缓解，只能越来越重，直至死亡。

 治疗方案（可供医务人员参考）

（一）保持气道通畅

保持气道通畅，不仅在自救时而且在正规治疗中都是最基本、最重要的措施。

除了上述急救自救的操作，如仍不能有效保持呼吸道通畅，则可采取下列方法建立人工气道。

1.简便人工气道：使用口咽通气道、鼻咽通气道、喉罩，作为气管插管前的临时替代方法，在不具备气管插管条件时可应用。

2.气管插管：是重建呼吸通道最可靠的方法，但气管插管一般不要超过 4h，以免引起喉头损伤、水肿及坏死。如需长时间保持气道开放，可用气管切开的方法。

3. 气管切开：①气管切开可大大减少呼吸道阻力。因为正常人呼吸道阻力的 1/3 来自上呼吸道，气管切开后空气可越过部分上呼吸道而直接进入气管。②气管切开减少呼吸无效腔，正常人呼吸无效腔约 150ml，其中大部分来自咽喉部，气管切开后则越过咽喉部，因而可减少呼吸无效腔，增加有效通气量。③气管切开后便于吸痰，气管内滴药以及连接呼吸机等。经气管切开和一系列抢救措施后，成功救活的患者不少，这些存活的患者仅仅是气管切开处遗留一个小小的疤痕。

4. 如有支气管痉挛，需选用 β_2 受体激动剂、糖皮质激素、抗胆碱药或茶碱类药物（见"九 哮喘持续状态 预防措施 2. 长期用药"），但在急性呼衰时，主要经静脉给药。

（二）氧疗

可经鼻导管、鼻塞、面罩等吸氧，吸氧浓度不宜太高，只要达到能使 $SpO_2>90\%$ 或 $PaO_2 \geq 60mmHg$ 的标准即可。尤其是 II 型呼衰病人在吸氧时更要注意，只要能达到上述 SpO_2 或 PaO_2 的标准，吸入氧气的最低值即可。

（三）改善通气

通过改善通气，增加通气量，可在增加血中氧气的同时，降低血中二氧化碳，可采用如下方法。

1. 呼吸兴奋剂：常用尼可刹米、洛贝林以及较新的药多沙普仑。**注意：**呼吸兴奋剂必须在保持呼吸道通畅的基础上才能使用。使用不要过量，一般尼可沙米 1 次 1 支（0.375g/1.5ml）肌注或小壶滴入，必要时可在 1~2h 后重复，极量 < 1.25g（约 3 支）；洛贝林 1 次 1 支（3mg/1ml）肌注或小壶滴入，必要时可在 30min 后重复使用，极量 < 20mg/d。临床上常尼可沙米、洛贝林各 1 支合用。

2. 如使用了上述呼吸兴奋剂，效果仍不好，可使用机械通气。

（1）简易呼吸器（俗称"捏皮球"）。

（2）呼吸机。

简易呼吸器和呼吸机均可连接到面罩、气管插管和气管切开口上，依此可分为无创、有创两大类。建议尽量使用无创机械通气。

（四）对因治疗

引起急性呼衰的病因多种多样，应根据不同的病因采取相应的治疗。如最常见的慢阻肺、肺心病患者合并细菌感染，使用敏感的强力抗生素；创伤患者的止血、固定、输血；休克患者的补液、血管活性药物的治疗等。

可酌情使用口服激素，疗程不超过14天。

（五）支持疗法

注意营养、热量及水分的供给，尤其注意纠正电解质紊乱和酸碱平衡失调等。

（六）监测与支持多脏器功能

急性呼衰可引起肺动脉高压、肺心病等，亦常累及重要器官，如心脏、脑、肾脏、消化道等，甚至引起弥漫性血管内凝血（DIC）。所以，急性呼衰的治疗不单是呼吸系统的问题，而是一个全身的问题。如有条件应尽快转入 ICU 病房，可得到全面的监测与支持。

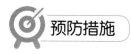 预防措施

下面谈谈临床上导致急性呼吸衰竭最常见的原因——慢阻肺合并感染。

慢阻肺是在慢性支气管炎、肺气肿的基础上逐步发展而来的，这个过程常常需要几年，甚至几十年。在临床上和日常生活中，慢阻肺多见于老年人。但是由于先天性因素，如患有 α_1- 抗胰蛋白酶（α_1-AT）缺乏症，一些人在年轻时即可发病。

预防呼吸衰竭就应预防慢阻肺的发生，而根本的就是要从预防慢性支气管炎开始。慢性支气管炎简称慢支，诊断标准为咳嗽、咳痰或伴喘息，每年持续3个月以上，连续2年以上，并排除引起上述症状的其他疾病。预防慢支的发生，即预防了大多数肺气肿的发生，也就预防了慢阻肺产生的基础

疾病。

（一）慢支的预防（可视为呼吸衰竭的一级预防）

慢性支气管炎的病因尚不完全清楚，是机体自身因素如免疫功能低下（内因）与吸烟、空气污染、感染等（外因）共同作用的结果，所以预防应针对上述因素。

1.健康的生活方式。适当锻炼，增强体质和机体免疫力，同时增加肺活量，改善肺功能。

2.戒烟，避免吸入二手烟。吸烟是发生慢性支气管炎最重要的外界因素。吸烟者慢支发病率比不吸烟者高2~8倍。我们在日常生活中见到的老慢支几乎都是长期吸烟者。戒烟的确很难，许多人是在病情很严重时才戒烟成功，但为时已晚，而且年龄越大，戒烟越可能产生一些其他不良反应。当然，一般来说，任何时间戒烟均比不戒烟要有益处。但还是早戒为好，在未引起慢支前戒烟更好。

3.尽量避免吸入污染空气。雾霾天尽量少出门，如出门可戴防雾霾口罩。居室中可安装防雾霾空气净化器等，并注意尽量减少室内因取暖、做饭而产生的燃料污染，适当通风，使用抽油烟机等。

4.冬季注意防寒，同时适当做防寒锻炼，如用温水洗脸等。

5.患急性气管、支气管炎时，应尽早治疗，避免迁延不愈转为慢性。

（二）呼吸衰竭的预防（可视为呼吸衰竭的二级预防）

已患有慢支、肺气肿、支气管哮喘或慢支哮喘的患者，需认真对待、积极治疗。

1.一般措施

健康的生活方式，适当锻炼、戒烟、避免吸入污染空气等。

2.酌情用药

（1）对于慢支反复发作伴哮喘或支气管哮喘的患者，可有计划地长期用药治疗。（见"九 哮喘持续状态 预防措施 2.长期用药"）；

（2）反复呼吸道感染者可试用流感疫苗、肺炎疫苗等预防针，或卡介苗多糖核酸、胸腺素等免疫调节剂，对一些患者可能有效。

3. 查找过敏原

慢支哮喘或支气管哮喘的患者，需查找可能的过敏因素，如某些特殊气味、某些食物、尘埃、疥螨以及某些皮肤接触物等。可去医院免疫科做一些特殊检查或实验，明确过敏原并注意避免。有的患者查不到明确的过敏原就只能按上述措施预防了。

4. 定期监测肺功能

有慢支、肺气肿或已有慢阻肺、肺心病、支气管哮喘等呼吸系统疾病的患者，需定期做肺功能检查，以了解肺功能状况，及早干预治疗。肺功能检查是诊断慢阻肺的金标准，而且是无创伤的。

经上述预防措施，可预防或控制慢支、哮喘的发生发展，预防或延缓慢阻肺的发生，从根本上预防呼吸衰竭的发生。

十二 消化道大出血

消化道大出血多见于上消化道（食管、胃、十二指肠等），是常见的临床急症，严重者可危及生命，及时给予正确的自救措施，可以最大限度地减少死亡，并为后续治疗争取时间。

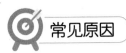
常见原因

（一）胃、十二指肠疾病

胃溃疡、十二指肠溃疡、胃癌、急性糜烂出血性胃炎、应激性溃疡等，胃、十二指肠疾病可引起大出血，尤其胃溃疡、十二指肠溃疡和胃癌引起的大出血较为常见。除胃溃疡、十二指肠溃疡，其他部位的消化性溃疡引起的大出血极少见。胃溃疡、十二指肠溃疡以及消化道其他部位的溃疡统称为消化性溃疡。

（二）食管胃底静脉曲张

肝硬化、肝癌等引起的食管胃底静脉曲张可破裂大出血。肝硬化失代偿期、肝癌晚期引起门静脉高压，导致回流到门静脉系统的静脉曲张，如腹壁静脉曲张、食管胃底静脉曲张、痔静脉曲张等。其中食管胃底静脉曲张易破裂而引起上消化道大出血，这种大出血往往比胃、十二指肠溃疡出血量更大，病情更凶险。

临床上最常见的是胃溃疡、十二指肠溃疡和胃癌的出血，以及肝硬化、肝癌导致的食管胃底静脉曲张破裂的大出血，其他如急性糜烂出血性胃炎、应激性溃疡等引起的大出血则相对少见。至于像胃血管异常、急性胃扩张、胃黏膜脱垂等引起的大出血则更为罕见。

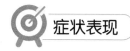 **症状表现**

（一）呕血和黑便

呕血是上消化道大出血最有特征性的表现，首先是大量吐血。如血在胃中停留时间稍长则吐出物为咖啡色，如血量太多在胃中停留时间太短则吐出物可为红色，甚至是鲜红色。在上消化道大出血后，一定有黑便，黑便也称柏油样便，如出血量太大则大便亦可为暗红色。

（二）失血性循环衰竭

失血性循环衰竭或称失血性休克，可表现为头昏、心慌、乏力、肢体冰冷等休克早期表现，严重者可出现表情淡漠、面色苍白、四肢湿冷、少尿等休克表现。这时如能测血压，则血压可偏低或很低。

（三）低热

多数患者消化道大出血后有低热，可持续 3~5 天，为一种吸收热。

（四）化验

如到医院化验，则有贫血、白细胞中度增高、氮质血症（血中尿素氮增高）、粪便潜血阳性等。

要点：症状表现中呕血与黑便最有特征性，所以消化道大出血的诊断相对容易得多。只要呕吐咖啡色或红色液体则应首先判断为消化道大出血，如患者原有胃溃疡、十二指肠溃疡和肝硬化等疾病，则诊断更为清楚。

急救自救

1.卧床休息，保持镇静。

2.禁食。

3.避免呕吐物吸入呼吸道引起窒息，可让患者侧卧位或头部侧偏。

4.有条件可吸氧。

5.观察患者的神志、呼吸、面色、尿量等，及时提供给接诊医生。

6.立即向 120 求救或立即自行送医院急诊。

治疗方案（可供医务人员参考）

（一）一般治疗

1. 卧床。

2. 活动出血期禁食。

3. 监护。监测心率、心律、血压、呼吸等，记录体重变化及24h出入量。

4. 观察呕吐物、黑便情况等以估计出血量。

（二）补充血容量

可输羟甲淀粉、糖盐水等，但更重要的是输血。酌情给浓缩红细胞或全血。依照患者血流动力学指标如血压、尿量等以及贫血情况，以决定输血、输液的种类和剂量。

注意： 避免输血、输液过量，特别是输入过快引起肺水肿（急性左心衰），尤其对于心肺功能较差或原有心脏病的患者更要谨慎。有条件的可根据中心静脉压调节输入量和输入速度。

（三）止血

1. 食管胃底静脉曲张破裂出血

本病出血量大、病情凶险、死亡率极高，止血是救命的关键。所以止血方法和措施也较为特殊。

止血措施主要有：

（1）药物止血

①生长抑素及其拟似物（如奥曲肽）。该类药止血效果肯定，且不伴全身血流动力学改变，短期使用几乎无严重不良反应，所以这类药已成为用于治疗食管胃底静脉曲张出血的最常用药物。②血管升压素、垂体后叶素等。这些药为传统的食管胃底静脉曲张出血的止血药，需要达到一定剂量才可发挥止血作用。但达到这个剂量常有全身血流动力学改变，可引起血压升高、心律失常、心绞痛，严重者可发生心肌梗死，故常与硝酸甘油同时使用以尽量减少不良反应。为达到一定剂量，开始时用小剂量，根据全身反应逐渐加大

剂量，所以使用起来也比较麻烦。这个药有逐渐被生长抑素及其拟物等新药取代的趋势。③特利加压素。该药是血管升压素的拟物，与血管升压素比较，该药不仅止血效果好，不良反应少，而且使用方便。现在已有国产特利加压素，应用可逐渐普及。

（2）内镜治疗

内镜治疗不但能很好地止血，而且可以有效防止早期再出血，现在成为食管胃底静脉曲张出血时止血的重要手段。内镜直视下可采用硬化剂或组织黏合剂注射，或皮圈套扎曲张静脉等，医生酌情决定用哪种方法。一般在经药物必要时气囊止血后，大出血基本控制，病情平稳时，在进行内镜检查的同时进行治疗。

（3）气囊压迫止血

食管胃底静脉曲张破裂的大出血可用"三腔二囊"气囊管止血。该方法止血效果肯定。但是这种方法有重要缺点：① 患者痛苦很大，还可引起许多并发症，如吸入性肺炎、窒息、食管炎、食管黏膜坏死、心律失常等；② 压迫时间不应超过24h，故停用后早期再次出血率很高。所以有时需要放气解除压迫后，过一段时间再次重复充气牵引。现在药物、内镜等治疗手段的极大进步，已使气囊压迫止血不再成为首选止血措施。其应用只适用于药物不能控制止血时暂时使用。这样可以赢得时间，准备其他止血措施。

（4）急诊手术止血

急诊手术治疗因死亡率高，即使存活亦有许多并发症，所以一般尽量避免。但如果经药物、气囊或内镜治疗后仍无效，仍在继续大出血时也不得已而为之。

2. 非曲张静脉上消化道大出血

除了上述的食管胃底静脉曲张破裂的大出血之外，其他所有的上消化道出血均称为非曲张静脉上消化道大出血。这其中以胃溃疡、十二指肠溃疡最为常见。这类出血比起食管胃底静脉曲张出血量小，病情也相对缓和。当然也有少数大量出血的，但比起食管胃底静脉出血的病例大都是大量出血来说，毕竟少见得多。

消化性溃疡出血 80%~85% 的病例即使不经特殊处理，亦可在短期内自行止血。但是对于突然发生的这类上消化道大出血仍要积极采取措施，以减少出血量，并避免其中 15%~20% 的不能自行止血的可能。这样就能大大降低死亡率并改善预后。至于胃癌出血，一旦确诊且可能手术，应争取尽快做胃癌根治术。

止血措施主要有：

（1）药物止血

①抑制胃酸分泌的药物。因为抑制胃酸分泌，改善了胃内的酸性环境，提高了胃内的 pH 酸碱度，本身就能产生很好的止血作用。因生理止血作用需在 pH > 6 时才能有效发挥，可使用 H_2 受体拮抗剂（如雷尼替丁、西咪替丁等），质子泵抑制剂（PPI，如埃索美拉唑、奥美拉唑、兰索拉唑等）。以 PPI 止血效果较好，其中以大剂量埃索美拉唑起效最快，效果最好。急性出血时这些药物均应静脉给药。②一般止血药物。因疗效未证实，并不推荐作为一线药物。但在基层医疗单位也常常使用一些止血药物（如维生素 K3、酚磺乙胺、6- 氨基己酸等）可以试用。但是这些止血药有增加血栓的危险，对一些有栓塞病史的，或有血栓形成倾向的患者要注意，应禁用或慎用。③生长抑素等药物。如仅用抑制胃酸分泌药止血效果欠佳，亦使用上述的生长抑素等药物。

（2）内镜治疗

对于持续出血或再出血的患者，内镜治疗尤为必要。可在内镜诊断的同时进行止血。医生可酌情选用热探头、高频电灼、激光、微波、注射药物或止血夹等方法。

（3）手术治疗止血

上述内科治疗仍不能止血，继续大出血甚至危及生命时，要选择手术治疗，由外科医生根据病情选择手术方式。

（4）介入治疗

少数上消化道大出血的病例，既无法进行内镜治疗，也不能耐受手术，即应考虑介入治疗，这种治疗方法通常是先行肠系膜动脉造影（有肠系膜上动脉造影和肠系膜下动脉造影之分）找到出血灶，同时进行血管栓塞治疗，这要在能开展这种介入治疗的医院中进行。

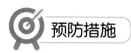

预防措施

消化道大出血的预防，首先是对原发病的预防、治疗和控制。下面谈谈常见的消化性溃疡和肝硬化的预防治疗。

（一）消化性溃疡的预防和治疗

1. 健康的生活方式

平时注意生活规律，饮食规律，按时吃饭，饭量适当。饥一顿、饱一顿，经常吃得过饱等都对胃有伤害。戒烟、避免过量饮酒也对预防消化性溃疡有益。另外，避免长期过度紧张，保证充足睡眠也很重要。

2. 幽门螺杆菌（简称 Hp）的治疗

幽门螺杆菌与消化性溃疡有一定的相关关系。在我国，成人 Hp 感染率可达 40%~60%，但是感染 Hp 的人群中仅有 10%~15% 的人发生消化性溃疡，只有小于 1% 的人发展为胃癌。所以对 Hp 也不必"谈虎色变"。但是在 Hp 检查中数值过高（如 500~700dpm，甚至更高）或有消化不良、反酸等症状的患者应积极治疗，这也是预防消化性溃疡的措施之一。

当然对于已有消化性溃疡、胃癌术后及有胃癌家族史伴有 Hp 感染的病例应进行正规的消除 Hp 的治疗。

3. 避免长期使用非甾体抗炎药（NSAIDS）

NSAIDs 如消炎痛、萘普生、布洛芬、芬必得等，如偶尔使用还可以，但如长期使用则有引起消化性溃疡的危险。可考虑换用其他抗炎药或中药。如不得不长期服用这类抗炎药，应与 PPI（如奥美拉唑等）合用，以减少消化性溃疡的发生。

注意：Hp 感染与 NSAIDs 的长期使用，被认为是引起消化性溃疡的两个独立因素。在谈及消化性溃疡的预防时不得不引起足够的重视。

4.其他方面

如已患消化性溃疡，则更应注意饮食规律，并进行正规的内科治疗。包括消除 Hp 的感染、PPI（如奥美拉唑）长期口服治疗。应该知道经过正规的内科治疗，绝大多数消化性溃疡是可能治愈的。这样就避免了消化性溃疡不治疗逐渐加重导致大出血、穿孔、幽门梗阻，甚至癌变的严重后果。

（二）肝硬化的预防

许多原因可以引起肝硬化。慢性活动性肝炎（包括乙型肝炎、丙型肝炎、丁型肝炎）、长期大量饮酒、严重的慢性脂肪肝是较为常见的三大原因。其他还有慢性心衰引起的肝硬化，血吸虫、某些工业毒物及某些药物长期服用亦可引起肝硬化，但比起三大原因则少见得多。

1.肝硬化的预防

（1）积极治疗慢性活动性肝炎。需传染科医生制订具体治疗方案。

（2）避免长期大量饮酒。在全球范围，许多国家都制订了饮酒量的限制标准。这些限酒量在各个国家有所不同，一般来讲男性：20~34g/d 纯酒精，女性：12~24g/d 纯酒精。中国营养学会的建议：男性 ≤ 25g/d 酒精，相当于56° 白酒50ml 或38° 白酒75ml 或啤酒750ml 或葡萄酒250ml。女性 ≤ 15g/d，相当于啤酒450ml 或葡萄酒150ml 或38° 白酒50ml。并且每周应1~2 天滴酒不沾。这对于爱喝酒的人显然是太不够了，但是为了健康，还是慢慢习惯控制酒量，逐步减少为好。特别是喝酒脸红（上脸）的人更要下决心控制饮酒量，因为饮酒对这类人的危害更大。

值得注意的是，长期饮酒可使身体产生酒精依赖，就是平时说的酒瘾，则控制酒量更为困难，其后果不仅与脂肪肝、肝硬化直接相关，而且使心脑血管病发病率升高，某些癌症发病率升高，以及产生骨质疏松，甚至股骨头坏死等一系列严重后果。

（3）如有脂肪肝应积极控制和治疗，注意下面几方面：①增加运动，减肥是最重要的措施；②限制热量和脂肪，特别是饱和脂肪酸如肥肉、猪油、羊油，反式脂肪酸（大豆经人工氢化的合成脂肪）如起酥油、麦其林。目前多数研究都显示反式脂肪酸比饱和脂肪酸对健康的危害更大。③限制饮酒量。

如能很好地采取以上措施，脂肪肝大多数是可以逆转的，肝脏可恢复正常。

2.肝硬化病因治疗

如已有早期肝硬化，则要根据引起肝硬化的病因进行相应治疗。如慢性活动性肝炎要进行抗病毒和抗纤维化治疗。如酒精性肝硬化必须戒酒，并进行抗肝细胞脂肪变性、抗炎和抗纤维化的药物治疗，经戒酒和相应治疗后，酒精性肝硬化可完全恢复至正常。以上均需按医嘱执行。经以上治疗，可以防止肝硬化持续进展以致最后引起门静脉高压而产生食管胃底静脉曲张，从而避免了这些曲张静脉破裂大出血的悲剧。

（三）食管胃底静脉曲张出血的预防

1.一级预防：已有食管胃底静脉曲张，但尚无出血史者，要进行一级预防。

（1）对因治疗，如慢性活动性肝炎的治疗、戒酒、治疗肝硬化等。

（2）口服 PPI 或 H_2 受体拮抗剂，减少胃酸对曲张静脉的刺激。

（3）用非选择性 β 受体阻断药如心得安、卡维地洛等，以收缩内脏血管，改善内脏的高动力循环。**注意：** 如有心率 < 55/ 次 min，乏力、气短等应停药。长期用药需停药要逐渐减量后停药。

心得安 + 单硝酸异山梨酯可更好地降低门静脉压。

（4）内镜结扎曲张食管静脉，仅适用于无胃底静脉曲张者。

2.二级预防：已有食管胃底静脉曲张出血史者，其再出血率高达60%，死亡率亦30%以上。对此应进行积极的二级预防，并且在出血后的第6天就应开始。

（1）经颈静脉肝内门脉分流术。

（2）内镜或血管介入向食管胃底静脉注射栓塞剂。

（3）脾静脉栓塞。

（4）非选择性 β 受体阻断药与长效生长抑素合用。

（5）口服 PPI（如奥美拉唑）或 H_2 受体拮抗剂（如雷尼替丁）。

（6）避免过重体力活动。

（7）禁酒。

（8）进食不宜过快、过多、过热。不吃粗糙和辛辣食物，更要避免带骨、刺的食物咽下。

（9）避免剧烈咳嗽，预防便秘，防止大便用力等。

急腹症

急腹症是一个统称，包括了①急性阑尾炎，②急性溃疡穿孔，③急性肠梗阻，④急性胆道感染，⑤急性胰腺炎，⑥泌尿系结石，⑦宫外孕破裂，⑧腹部钝性损伤（腹部内伤）等多种急症。

由于急腹症大多需要外科手术才能得到有效治疗，所以又被称为"外科急腹症"。下面根据多年临床经验对这一系列急症做一简要介绍，并侧重叙述外科急腹症的自救措施和治疗选择。

 临床表现 治疗选择

（一）急性阑尾炎

1. 临床表现

急性阑尾炎在急腹症中最多见。发病时，腹痛开始于上腹部，随后逐渐向下转移，经6~8h后转移并固定于右下腹的一个小区域，即"麦氏点"（其体表投影约在脐与右髂前上棘连线的中、外1/3交界处），这又称为转移性右下腹痛。这时在麦氏点有压痛、反跳痛。如患者以前没有切除阑尾，则要首先考虑阑尾炎。这时到医院做血液化验，可见白细胞和中性粒细胞升高，则诊断多可成立。

2. 治疗选择

一旦做出诊断，应立即考虑急诊手术。急性阑尾炎如不及时手术切除阑尾，可能引起阑尾穿孔造成急性腹膜炎，这样就有一定危险性，并且给手术带来许多麻烦，有的患者即使手术后仍可遗留一些后遗症，如肠粘连等。有一些患者经抗生素治疗后急性炎症可消退，但大多转为慢性阑尾炎，且易复发。所以保守治疗并不是好的治疗方法，最好的方法还是及时切除发炎的阑尾而一劳永逸。阑尾手术很普及，基层医院都能做。如病情允许并且条件具备，还可选择微创手术。

（二）急性溃疡穿孔

最多见的是胃溃疡、十二指肠溃疡穿孔，亦有肠穿孔，但较少见。

1. 临床表现

患者有溃疡病史，突发上腹部刀割样剧痛，腹肌紧张呈板状腹。许多患者是在饱餐后发病的，这与饱餐后胃、十二指肠内压力大有关。穿孔后，胃、十二指肠酸性内容物进入腹腔，引起化学性腹膜炎而产生剧痛。几小时后，疼痛可能稍减轻，这是腹腔内渗出液暂时稀释了酸性内容物。但是在经过6~8h后，细菌开始繁殖，这又形成化脓性腹膜炎，使腹痛再次加重并更持久。知道了上述临床表现，就应该在突发腹部剧痛的第一时间，尽快就医。到医院后，只要急诊做一个腹部立位 X 线检查，膈下可见新月状游离气体影，多可确诊。**注意**：高龄、体弱、空腹穿孔小时，上述临床表现可以不典型。这就需要医生仔细询问病史，详细查体并做腹部 X 线等辅助检查。

2. 治疗选择

急性胃、十二指肠溃疡穿孔常常需要手术治疗，可选择穿孔缝合术，但这种手术不能解决溃疡的问题，术后仍需正规的抗溃疡药物治疗；亦可选择胃大部切除术，可以一次性解决穿孔、溃疡出血甚至可能的癌变等问题，但手术较大，术后患者胃较前小（可代偿逐渐增大，但需要较长的时间），也可能有一些后遗症，如倾倒综合征等。

（三）急性肠梗阻

各种原因导致肠内容物通过肠管受阻，可产生肠梗阻。

1. 分类

按照原因可分为四大类：

（1）机械性肠梗阻：由机械因素引起，如肠粘连、肠外肿瘤压迫肠管，肠内肿瘤、粪块、蛔虫、异物等，以及肠扭转、肠套叠（多见于小儿）等导致肠道的外压、内阻。其中以粘连性肠梗阻最为多见，可占到 40% ~60%。

（2）血运性肠梗阻：由于肠系膜血管栓塞或血栓形成，使肠管血运障碍，继而发生肠麻痹，使肠内容物不能正常运行。

（3）动力性肠梗阻：包括麻痹性肠梗阻和痉挛性肠梗阻。前者见于腹腔手术后、弥漫性腹膜炎、胆绞痛、肾绞痛、腹部钝伤。后者见于过敏或中毒等。

（4）假性肠梗阻：表现有反复发作的肠梗阻症状，但十二指肠与结肠蠕动可能正常。

按照肠壁有无血运障碍又可分为两大类：

（1）单纯性肠梗阻，即无肠管血运障碍。

（2）绞窄性肠梗阻，即梗阻伴血运障碍等。

按照梗阻程度分为两大类：

（1）完全性肠梗阻。

（2）不完全性肠梗阻。

按照梗阻部位分为三大类：

（1）高位梗阻（如空肠上段）。

（2）低位小肠梗阻（回肠）。

（3）结肠梗阻。

2. 临床表现

机械性肠梗阻与动力性肠梗阻的临床表现截然不同。机械性肠梗阻：梗阻以上的肠管一阵一阵强烈蠕动，引起阵发性腹痛，伴恶心、呕吐。这时检查可听到肠鸣音亢进，有气过水声、金属音，而梗阻以下的肠管则空虚，故排便、排气减少或消失。麻痹性肠梗阻：表现为全腹瘫痪，无肠蠕动，亦无阵发性腹痛，但有持续性腹部不适，听诊肠鸣音减弱或消失。

辅助检查在发病数小时后可发现异常。化验：可有白细胞、血红蛋白、血细胞比容等增高的表现。也可能有酸碱平衡失调和电解质紊乱的表现。X线检查：显示肠腔内气体、液平面等。

在上述的各类肠梗阻中，以完全性肠梗阻和绞窄性肠梗阻最为严重且需紧急处置。

3. 治疗选择

除了少部分可用胃肠减压、肛门排气等保守治疗解除梗阻外，多数需要外科手术治疗。绞窄性肠梗阻更是需要紧急手术治疗。

（四）急性胆道感染

包括急性胆囊炎（约 95% 以上病人为结石性胆囊炎）和急性梗阻性化脓性胆管炎。

1. 临床表现

急性胆囊炎

尤以 40~50 岁女性多见，女性 50 岁前发病率为男性的 3 倍。发病开始时上腹部胀痛，逐渐发展为阵发性绞痛。常夜间发作，饱餐、油腻食物常可诱发，可伴恶心、呕吐，可有程度不同的黄疸、发热等。

查体：右上腹胆囊区压痛（Murphy 征阳性）。

化验：血白细胞升高。

超声检查：可见胆囊增大、胆囊壁增厚、胆石症等。

急性梗阻性化脓性胆管炎

发病急，病情进展迅速，可顺序出现腹痛（90% 以上的该症可有腹痛）→高热（约 75% 的该症在腹痛后可因感染而寒战、高热）→黄疸（多发生在腹痛、高热后不久）。腹痛、高热、黄疸称为 Charcot 三联征，是急性梗阻性化脓性胆管炎的典型表现。严重者可发生休克、意识障碍等，也称为 Reynolds 五联征。

急诊化验：白细胞、中性粒细胞升高。

腹部超声：可明确诊断，并可了解梗阻部位以及肝外胆管扩张等情况。

2. 治疗选择

急性胆道感染常首选手术治疗，可选择腹腔镜手术（微创手术）和传统的开腹手术。

（五）急性胰腺炎

1. 分类

分为以下两类：

（1）急性水肿性胰腺炎，占急性胰腺炎的80%~90%。病情较轻，预后好，经内科保守治疗大多可于3~5天治愈。

（2）急性出血坏死性胰腺炎，占急性胰腺炎的10%~20%，病情险恶，死亡率达10%~30%，可能需外科手术治疗。

2. 临床表现

（1）常在大量饮酒、暴食暴饮后发病。患者可能原有胆石症或其他胆道疾病。酒精常与胆道疾病共同导致急性胰腺炎。

（2）骤起上腹剧痛，持续性并阵发加剧，为刀割样、钻痛、绞痛等，亦可为钝痛。

（3）常伴恶心、呕吐。

（4）急性出血坏死性胰腺炎除上述表现外，还有高热、脉搏快、休克等表现。

（5）体检：上腹压痛。急性出血坏死性胰腺炎腹部呈板状（板状腹），有压痛、反跳痛，严重者可在腰部、季肋部、下腹部或脐周围出现青紫瘀血斑。听诊肠鸣音减弱或消失。

（6）辅助检查：化验血、尿淀粉酶升高；脂肪酶亦明显升高，其更具特征性。CT或MRI可明确诊断并可鉴别是上述哪个类型。

3. 治疗选择

依据诊断，医生做出治疗的选择，是保守治疗还是手术治疗。

（六）泌尿系结石

泌尿系统各个部位，肾、输尿管、膀胱、尿道均可产生结石。肾、输尿管结石为上尿路结石，膀胱、尿道结石则为下尿路结石。

1. 临床表现

（1）肾结石

尿结石引起肾区疼痛，并且伴叩击痛，或仅活动后上腹部钝痛，疼痛较轻。接着可出现血尿，大多为镜下血尿（尿液外观无变化，但在尿沉渣镜检时每高倍视野内红细胞平均数目 > 3个），少见的有肉眼血尿如洗肉水样。

（2）输尿管结石

输尿管结石引起肾绞痛、输尿管绞痛，可阵发性加剧，疼痛较重，接着可出现血尿，镜下血尿或肉眼血尿。

（3）膀胱结石

膀胱结石可引起排尿时突然中断，疼痛放射至尿道及阴茎，改变排尿姿势后疼痛可减轻，并继续排尿。

（4）尿道结石

尿道结石可引起排尿困难、点滴状，伴尿痛。

要点：泌尿系结石主要表现为肾区或下腹部疼痛。输尿管结石可出现剧烈的绞痛，接着出现血尿。膀胱结石与尿道结石在疼痛后均有血尿，肉眼血尿或镜下血尿。

2. 治疗选择

泌尿系结石根据结石的不同部位，可采取体外冲击波碎石、经皮肾镜碎石取石术、输尿管镜取石术、腹腔镜输尿管取石等微创方法治疗，如确有必要，亦可进行传统的手术治疗。

（七）宫外孕破裂

1. 临床表现

妊娠期妇女，大多在停经 6~8 周时，突然一侧下腹部撕裂样疼痛，可伴恶心、呕吐，如有脸色苍白、血压下降、休克，更要考虑宫外孕破裂。送医院急诊妇科检查可以确诊，并且排除卵巢囊肿蒂扭转等疾病。

2. 治疗选择

宫外孕破裂必然导致急性内出血，起病急、进展快，以急诊手术治疗为主。而一些病情尚稳定的，陈旧宫外孕可以采取中西医结合药物治疗。

（八）腹部钝性损伤（腹部内伤）

随着交通快速发展，交通事故引起的腹部钝性损伤亦明显增加。当然还有其他情况，如工伤、斗殴等引起该类损伤。

1. 临床表现

受伤后，伤者的腹部皮肤可能看不出损伤，但有腹内脏器的损伤。

（1）腹部实质脏器破裂和／或血管损伤破裂都可引起大量内出血。伤者身体外部看不到出血，但有心率增快、血压下降、面色苍白以及尿量减少等失血性低血容量或失血性休克的表现。

（2）空腔脏器破裂穿孔，如胃、肠、膀胱等破裂穿孔。因脏器内容物漏出到腹腔，可产生腹膜刺激征，即腹部坚硬、压痛、反跳痛等。

2. 治疗选择

如腹部钝性损伤仅限于腹壁、网膜或轻度的脏器损伤，伤者一般情况稳定，无上述内出血或穿孔的临床表现，可先行保守治疗，但要严密观察以发现可能的病情变化。如有上述实质脏器破裂内出血或空腔脏器穿孔引起腹膜刺激征的表现应立即进行剖腹探查及急诊手术。

综上所述，外科急腹症的临床表现有一些共同的特点，并且常常需要急诊外科手术治疗。

急腹症临床表现的共同特点：

（1）突起严重腹痛，然后有恶心、呕吐、发热等；

（2）腹痛定位较明确，压痛点固定；

（3）常有腹部（局部或全腹）肌紧张（板状腹）、腹部压痛、反跳痛；

（4）腹式呼吸减弱，肠鸣音有变化（亢进或消失），更有助于急腹症的诊断。

其中最主要的共同点：在可能的诱因下，骤起的严重腹痛，腹痛为持续性，可阵发性加剧，并且定位明确。（这在部位、疼痛持续时间上均与心绞痛、急性心梗有所不同），常伴恶心、呕吐。对于非医务人员来说，只要掌握这一条即可初步判断可能为急腹症。如伴发热、黄疸、休克等则更有助于急腹症的判断。当然，根据发病器官的解剖位置不同，疼痛部位亦不同；根据病变的不同，可有不同的表现，如发热、黄疸、血尿、休克等，进一步的明确诊断要依靠医生的检查和必要的辅助检查。

急救自救

1.禁用止痛药，尤其是强力止痛药，如吗啡、杜冷丁、强痛定等，以免掩盖症状致使病情恶化。

2.禁食、禁水。

3.禁用泻药。

4.禁止灌肠。

5.立即送医院急诊室或打120叫急救车。

如不遵守以上2、3、4项，则会增加胃肠负担并使病情加重。

治疗方案

一些急腹症早期，如急性出血坏死性胰腺炎未合并感染时，急性水肿性胰腺炎等可用内科保守治疗。但更多的是需要外科手术或微创手术，而且一旦确诊，手术越早做越好，以免延误治疗使病情加重并变得复杂，导致严重后果或死亡。

预防措施

1.阑尾炎：饭后半小时内不要做较剧烈的活动。

2.溃疡穿孔：积极治疗溃疡病，现在有更好的PPI可使溃疡愈合，可避免溃疡加重导致穿孔（见"十二 消化道大出血 预防措施"）。

3.肠梗阻：一旦有慢性腹部不适、便秘等应尽快查明原因，尽早治疗调理。但有时引起肠梗阻的原因并不清楚，不好预防。

4.急性胆道感染：积极治疗胆囊炎、胆石症，限制油腻饮食。

5.急性胰腺炎：避免大量饮酒，暴食暴饮，并积极治疗胆道疾病。

6.泌尿系结石：

（1）多饮水。每天保持尿量2000ml以上，对任何类型的泌尿系结石都有重要的预防作用。

（2）调节饮食。遵照医生嘱咐，根据不同的结石成分和代谢状态控制不同的食物。如草酸盐结石的患者应限制浓茶、菠菜、番茄、芦笋、花生等食品的摄入，高尿酸血症及尿酸结石的患者不能吃动物内脏、某些海鲜及河鲜（鲤鱼、鲈鱼、鳝鱼、凤尾鱼、沙丁鱼等），并且限制饮酒。

（3）了解结石的性质。在做了完整的代谢状态检查后，可做相应的特殊预防，草酸盐结石（最常见）患者可口服维生素B6、氧化镁；尿酸结石患者可口服碳酸氢钠等。

（4）解除尿路梗阻，以去除引起结石的诱因。

7.宫外孕：治疗慢性输卵管炎是最重要的预防措施。其他如输卵管畸形、输卵管结扎术亦有可能引起宫外孕。在准备妊娠前应看妇科医生做全面的妇科检查。

8.腹部损伤：驾车注意安全，遵守交通规则，避免酒后驾驶和疲劳驾驶；遵守安全操作规程，防止工伤事故。

十四　急性中毒

急性中毒在日常生活中并不罕见，同时也是一个常见的致死原因。

据 2008 年第三次全国死因调查结果显示，在我国，损伤与中毒是继恶性肿瘤、脑血管病、心脏病、呼吸系统疾病之后的第五大死亡原因。而在美国，中毒是第二大死亡原因。

急性中毒是一个很广泛的概念。根据毒物来源不同，可分为工业中毒、食物中毒、药物中毒、农药中毒、有毒动植物中毒、有毒气体中毒等。根据毒物进入机体的途径不同，分为消化道中毒（食入中毒）、呼吸道中毒（吸入中毒）、皮肤黏膜中毒和蜇咬中毒等。其中日常生活最常见的是食入中毒、吸入中毒以及蛇蜂类毒虫蜇咬引起的蜇咬中毒，下面分别简述。

食入中毒（口服中毒）

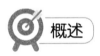 概述

食入中毒（口服中毒）是指经消化道的中毒，不等同于食物中毒，而是指经口食入毒物引起的所有中毒。包括了有毒食物及有毒化学品、药物、农药等引起的中毒，如误食有毒食物或饮品，儿童误食药物，误食未炮制好的中药等。当然更多见的是自杀时口服安眠药、农药等。在食入中毒者中，有意者比无意者还多。

至于谋杀则很罕见，但更隐秘，食入的毒物也常常更具致命性，如食入一定量的氰化钾则几乎没有抢救的可能。但也有谋杀使用其他毒物的，如发现较早还是可能救活的。

无论如何，食入中毒是很危急的，严重者可能致命。如能早期判断并及时做好正确的紧急自救，则可大大降低死亡率，并最大限度地防止并发症、

后遗症的发生。

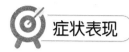 症状表现

1. 一般表现

临床表现非常复杂，根据不同的毒物而有不同的征象。但是有一些共同的表现是发绀（面色、口唇青紫）、昏迷、惊厥、呼吸困难、休克、少尿等，在日常生活中遇到上述不明原因的表现时，要想到中毒的可能。

2. 其他表现

（1）食物中毒常是吃同样食物的人有同样的症状；

（2）有时在周围可以发现如药瓶、农药瓶等；

（3）有机磷农药中毒时呼出气有大蒜味；

（4）曾有毒物的接触史。

以上证据有助于我们及时判断。

比如笔者曾在急诊室收治了一名患者，是服食了未经炮制好的草乌而引起严重中毒。这名患者来急诊室时已出现了昏迷、心律失常、呼吸困难，情况非常紧急，送患者来的是一位中医大夫，他非常害怕，哀求笔者一定要救患者。幸运的是经过洗胃、吸氧、阿托品及抗心律失常等治疗，患者最终转危为安。这是一个典型的中毒病例，因为川乌、草乌、附子中含有乌头碱。

谈到这里，不得不提到近些年来，各地屡次出现的乌头碱药酒中毒事件，这些药酒使用了未经炮制或炮制不好的草乌、川乌，人们以为凡是中草药都是绿色药物，常常没有防范意识。这已造成许多乌头碱中毒的事件，有些人甚至因此而死亡。

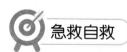 急救自救

不论何种毒物食入胃内，都要在胃内停留一段时间。但毒物的绝大部分

吸收不是在胃部而是在小肠，也就是说毒物在胃内停留期间，其绝大部分尚未被吸收入体内。所以早期清除胃内停留的毒物非常重要，可以救命和改善病情，并且清除得越早、越彻底，效果越好。

清除胃内毒物最简单易行的措施就是催吐，那么在家中如何催吐呢？

对神志尚清楚的合作患者，嘱其用手指、筷子等刺激咽后壁或舌根部可引起呕吐，如吐不出来，可喝温水 200~300ml 后再用上述方法，常常可吐出毒物。催吐需反复进行数次，直至吐出清亮的胃内容物为止。这种方法称为物理刺激催吐。但这种方法不能用于昏迷、惊厥患者，也不能用于食入腐蚀剂的患者，这些腐蚀剂在日常生活中常见的是强碱、强酸或石油蒸馏物等，更不能用于有食管胃底静脉曲张的患者，也不能用于近期有上消化道出血的患者以及孕妇等。因催吐可能引起昏迷、惊厥者的窒息，也能引致大出血、食管撕裂，甚至胃穿孔等。

这个方法简单易行，许多人都知道。在发现中毒后催吐是首要的自救措施。尽管在有条件的情况下，对于大多数患者，目前并不建议催吐，但在家中仍为第一时间救助的有效方法。同时立即拨打 120 求救或立即送医院急诊室。

 ## 治疗方案（可供医务人员参考）

1.监护

观察神志、脉搏、呼吸、血压等生命体征，保持呼吸道通畅。

2.复苏及支持疗法

（1）心脏骤停、呼吸停止的患者立即进行心肺复苏；

（2）休克、肾衰竭、酸碱平衡失调、电解质紊乱的患者进行相应的治疗，挽救生命并减少并发症、后遗症的发生；

（3）根据病情，补充适量的热量、营养及水分等，以维持机体的代谢和促进康复。

3.清除胃肠道内毒物

（1）如必要可继续催吐，除用上述简单的物理刺激催吐外，在医院亦可给予药物催吐，如用阿扑吗啡催吐，用于意外食入中毒又不能洗胃时。注意禁忌证。

（2）胃管抽吸：对口服液体毒物有效。

（3）洗胃：急诊室最常用的方法。对于口服毒物 <1h 的患者最有效。但是毒物在胃内一般停留 4h 左右，再者，有的毒物吸收较慢，有时胃蠕动和胃的排空也会减慢，所以即使口服毒物已 4~6h，通常也常规洗胃，这也已成为医院急诊室第一时间救助口服中毒者的惯例。

除了用清水洗胃外，亦可根据胃内毒物的种类，选用不同的洗胃液。口服脂溶性毒物，可选用液状石蜡。亦可根据毒物的不同选用胃黏膜保护剂、中和剂、治疗剂以及 1:5000 高锰酸钾等，具体哪种药物要由急诊医生酌情选择。

禁忌证：洗胃与催吐的禁忌证一样①食入腐蚀性物质的患者，②昏迷、惊厥的患者，③有食管胃底静脉曲张的患者均不宜催吐和洗胃。

目前在我国，救治急性食入中毒时，洗胃仍是最常用的方法，在送入急诊室时第一时间常规洗胃。但是洗胃亦可导致一些并发症，近十余年来，国外循证医学还表明口服急性中毒者多数并未从洗胃中获益，相反还增加了发生并发症的风险。因此对于毒物性弱、中毒程度轻的患者并不主张洗胃。但无论如何，在现有条件下，尤其是基层医院，洗胃仍是救助急性口服中毒者最实用有效的方法，只是特别要注意禁忌证，尽可能地减少并发症的发生。

（4）导泻：在洗胃后常规灌入泻药，常用硫酸镁、硫酸钠等，一般不用油脂类（因可加速脂溶性毒物的吸收）。还要注意硫酸镁的镁离子有中枢神经抑制作用，所以昏迷、呼吸衰竭、有机磷农药中毒及磷化锌中毒晚期的患者均不宜使用硫酸镁，以免使病情加重。

（5）全肠灌洗：尤其是重金属中毒，缓释药物、肠溶药物以及消化道隐藏毒品的携带者，常需进行全肠灌洗。全肠灌洗只需经口或胃管注入大量聚乙二醇溶液即可。

（6）灌肠：用于口服毒物 6h 以上，导泻与全肠灌洗效果不佳，而肠蠕动减弱的患者，通常用 1% 肥皂水（软皂水）连续多次灌肠。

以上（1）（2）（3）是从上消化道清除毒物；（4）（5）（6）是从下消化道清除毒物。

4. 清除已吸收的毒物

清除已吸收的毒物是指已通过消化道吸收入人体内的毒物的清除。

（1）强力利尿：用大量 5%GS，快速经静脉滴入，可达 500~1000ml/h；再加速尿 20~80mg。

注意： 心肺功能不好的患者需适当减慢输液速度，并严密观察，以免发生急性左心衰。

（2）根据毒物的酸碱度改变尿液的酸碱度：弱酸性药物（如苯巴比妥、水杨酸类药物）需碱化尿液，常用 $NaHCO_3$。碱性毒物中毒需酸化尿液，常用维生素 C。

（3）血液透析，血浆置换。

5. 解毒药应用

许多毒物都有其特殊的解毒药。如重金属类中毒的解毒药依地酸钙钠、二硫丙磺钠、二硫丙醇等。

谈到这，顺便讲一个小故事。1960 年，山西省平陆县有 61 个民工发生集体中毒，是砒霜中毒。砒霜中毒实际就是砷的中毒。当时急需救命的解毒药二硫丙醇。但是山西省平陆县是一个偏僻的山区小县城，根本没有这个药，并且省里也无法解决。于是当地政府紧急越级报告国务院。中央当即下令，立即调集该药并派军用运输机，连夜将 1000 支二硫丙醇直接空投到事件发生地区，于是 61 名民工得救了。这件事当时轰动很大，也曾经激励了几代中国人。那个年代过来的人应该都知道，这个事件也曾载入小学课本，题目是《为了 61 名阶级兄弟》。最后案件查清了，是有人投毒，将砒霜放入民工做饭的大锅里。讲了这一小段也是为了调节一下气氛，因为一直看关于医学的东西太累，太沉闷了。由此也可以想象到，做一个医生整天与疾病、生死打交道需要多么健康的心理状态。

接着谈解毒药，比如亚硝酸盐、苯胺、硝基苯等中毒的解药亚甲蓝。甲醇（假酒中常含有）、乙二醇等中毒的解毒药甲吡唑。有机磷农药（如甲拌磷、敌百虫、敌敌畏等）中毒的解毒药阿托品、碘解磷定等。

医生可根据毒物的种类查阅到相应的解毒药及应用剂量，并根据不同的解毒药使用不同的给药方式，如肌内注射、静脉注射、静脉点滴、吸入等。

（五）预防

1. 普及防毒知识

了解日常生活中接触的东西哪些是有毒的，如驱蚊剂、农药、某些未炮制好的中药、过量的药物（尤其对儿童来讲）、清洁剂。哪些是可能有毒的，如剩了太长时间的食物，可能有肉毒杆菌、沙门氏菌感染和过多亚硝酸盐；未能识别的野蘑菇，可能含有毒蕈碱；假酒可能含有甲醇；某些未经炮制的中药制成的药酒等。

2. 加强有毒物质的管理

有毒物品严格与食品分开存放，防止儿童接触药物，防止严重抑郁症有自杀倾向的人拿到药物、毒物等。

3. 严防误食有毒食品、饮料

（1）来路不明的食品、饮料、酒类都应谨慎鉴别，当然不是都有毒性，但仍然小心为好；

（2）防止用药过量；

（3）注意不服用一些未炮制好的中药，如私人炮制的川乌、草乌、附子以及用这些药材炮制的药酒；

（4）不食用不能识别的野生蘑菇；

（5）对一些特殊食品，如河豚、木薯等应了解有无毒性；

（6）不食用时间太久的有发霉、变质等征兆的食品；

（7）避免过量饮酒，引起急性乙醇中毒。要知道，饮酒超量，造成严重的急性乙醇中毒是可以导致死亡的。成人乙醇致死量，相当于纯乙醇250~500ml含量的酒类。还应知道，虽然各人的酒量不同，但致死量却无差异。所以酒量大的人更应注意不能饮酒过量。

吸入中毒

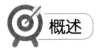 概述

吸入任何有毒气体、气味（实际上仍是气体）都可能引起中毒。

喷洒农药时未按照操作规范佩戴有效口罩，吸入了有毒农药喷雾；家庭灭蚊时，喷雾剂喷洒过多等，都可以造成吸入中毒。谈到这里，再插一个真实故事，2012年加拿大一对漂亮的妙龄姐妹花，姐姐26岁，妹妹20岁，去泰国旅游，在泰国某酒店睡眠中突然死亡，原因不明，当时舆论哗然，各种猜测不绝于耳。最后尸体运回加拿大，经法医仔细检查分析，证实是吸入一种名叫磷化铝的杀虫剂而中毒死亡，这种杀虫剂主要用于室外，如用于室内要在使用后开窗通风3天才能入住。但这家泰国酒店在涉外客房中违规使用了这种杀虫剂，从而引发了这场悲剧。从这个事件中人们注意到自2009年以来，已有10多名外国游客就这么原因不明地突然离奇死亡。当然以上情况还是比较少见的。日常生活中最常见的吸入中毒当属一氧化碳中毒了（俗称"煤气中毒"）。下面介绍一氧化碳中毒的症状表现、急救自救、治疗方案和预防措施。

一氧化碳是所有含碳物质在不完全燃烧时产生的。日常生活中燃煤取暖，做饭用的液化气、天然气，煤气热水器等，当燃烧不完全时都可产生一氧化碳。在工业生产中，如炼钢、炼焦、烧窑过程中，煤矿瓦斯爆炸中，都会产生大量一氧化碳。当通风不良时，人吸入过量的一氧化碳都会引起中毒。就连日常生活中，连续大量吸烟也可能造成一氧化碳中毒。

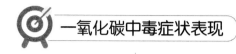 **一氧化碳中毒症状表现**

主要是机体缺氧的表现。

1. 轻度中毒

血中碳氧血红蛋白浓度为10%~20%（正常人血液中碳氧血红蛋白含量可达5%~10%），表现为头痛、头晕、恶心、呕吐、心慌、四肢无力，如原有冠心病可诱发心绞痛。当脱离中毒环境并吸入新鲜空气或吸氧后，症状可以很快消失。

2. 中度中毒

血中碳氧血红蛋白浓度30%~40%，表现为幻觉、视物模糊、判断力下降、运动失调、嗜睡、意识模糊甚至昏迷的一些神经系统症状，与喝醉酒表现相似，还有胸闷、气短的表现。有特征性的表现是：口唇为樱桃红色。经氧疗后患者可恢复正常且无明显并发症。

3. 重度中毒

血中碳氧血红蛋白浓度40%~60%，表现为剧烈头痛、恶心、呕吐，并迅速昏迷等脑水肿的症状，并且可出现呼吸抑制、肺水肿、心律失常、心力衰竭等临床表现。情况危急，死亡率高。部分患者可出现一些并发症，如吸入呕吐物引起吸入性肺炎，受压部位红肿、水疱等。这时如做眼底检查，可见视盘水肿。

急性一氧化碳中毒的患者在意识恢复后，又经过2~60天的假愈期可以出现一些神经、精神方面的后遗症，称为"急性一氧化碳中毒迟发脑病"。这些表现是多种多样的，可以是意识方面的，也可以是肢体共济（协调）方面的，也可以是偏瘫、失明、失语等很多不同的表现。这需要神经科医生来做出明确的诊断。

一氧化碳中毒急救自救

1. 立即将患者移送到空气新鲜处，以终止一氧化碳的继续吸入。

2. 有条件可吸氧，加快一氧化碳从血红蛋白中释出。一氧化碳中毒的机制就是其与血红蛋白结合，使正常时行使携氧功能的血红蛋白不能带氧，一氧化碳与血红蛋白的亲和力（结合能力）比氧与血红蛋白的亲和力大240倍，一氧化碳不容易与血红蛋白解离。简单地说，就是一氧化碳占据了血红蛋白中氧的位置，而且"当仁不让"。所以尽早吸氧或使用高压氧舱可加速一氧化碳的解离和释出。

3. 中重度中毒的患者应立即送医院，做进一步的治疗以挽救生命，并最大限度地减少后遗症。如有条件，最好立即送到有高压氧舱治疗的医院。当然还要看具体情况，比如送到有高压氧舱的医院要1~2h，而就近医院只要10min，那还是先送就近医院，起码可以开始高流量吸氧，然后再考虑带着氧气转院。

一氧化碳中毒治疗方案（可供医务人员参考）

1. 立即终止一氧化碳的继续吸入

2. 氧疗

（1）吸氧。可以大大缩短一氧化碳从碳氧血红蛋白中释出。下面数据有助于加深理解氧疗的重要意义。

一氧化碳从碳氧血红蛋白中释出半量的时间：吸入新鲜空气约需4h，吸入纯氧则需30~40min，吸入3个大气压的氧则为20min。一氧化碳从碳氧血红蛋白中释出越快，患者死亡危险性就越小，而后遗症就越少。

（2）高压氧舱治疗。可迅速增加血液中总体氧含量，包括血红蛋中携带的氧和血液中物理溶解的氧，可加速一氧化碳从碳氧血红蛋白中的释放和一氧化碳从机体的排出，从而迅速纠正组织缺氧，缩短昏迷时间，并预防一氧化碳中毒迟发脑病。治疗一氧化碳中毒，高压氧舱当然比吸氧更迅速有效。

3. 机械通气

呼吸机或"捏皮球"，只用于呼吸停止时。

4. 防治脑水肿，保护脑组织

严重中毒后的24~48h为脑水肿高峰期，此时应使用：

（1）20%甘露醇1~2g/kg静脉快速点滴（10ml/min）。

（2）速尿利尿脱水。

（3）腺嘌呤核苷三磷酸（简称ATP）、糖皮质激素（如地塞米松）有助于减轻脑水肿。

（4）如有抽搐可用镇静剂，安定10~20ml静脉注射。严重者，可以人工冬眠。

（5）促进细胞代谢，保护脑组织，如能量合剂、胞磷胆碱等。

5. 防治并发症、后遗症

（1）昏迷期的护理：保持呼吸道通畅，防止窒息，并预防吸入性肺炎，定时翻身，防止褥疮。

（2）头部冰帽降温，体表冰袋降温，使机体低于正常体温，保持在32°C左右，可降低机体代谢率，保护机体器官尤其是脑组织。

（3）注意预防细菌感染，必要时应用广谱抗生素。

一氧化碳中毒预防措施

1. 居室火炉要安装烟筒，防止烟筒漏气，尽量不用火盆。

2. 家里使用煤气灶的，要注意停煤气时保持阀门关闭状态。使用煤气灶或燃气式火锅做饭时，如食物溢出扑灭火焰，要及时关闭阀门。

3. 使用燃气热水器时要注意有无漏气，浴室要适当通风。

4. 经常保持室内适当的空气流通，尤其是冬季，更应注意。

5. 避免连续大量吸烟。

6. 工业生产中严格遵守操作规范。

7.旅游时注意住宿房间的气味，如有无过多杀虫剂、消毒剂等气味。

蜇咬中毒

现在人们经济条件好了，许多人热衷于旅游，也包括野外、森林等，既观览了大好河山，又与大自然亲密接触，这无疑有益于身心健康。但是在旅途中，也难免与一些大自然的"宠物"亲密接触，如毒蜂、蜈蚣、蜘蛛、蝉虫以及一些不知名的毒虫，被它们蜇咬，也可能偶遇毒蛇咬伤。这时被蜇咬者除引起局部不适外，有的还可能引起更严重的后果，甚至死亡。同样情况，也见于野外工作者。

笔者的一位朋友生活在加拿大，前些年到非洲旅游，回来后双下肢瘫痪，曾到处求医，不得要领。后坐轮椅回国找老中医治疗，才有幸慢慢恢复正常，真是噩梦一场。几位加拿大医生均考虑是被一种毒虫叮咬引起的，但究竟是什么毒虫就不清楚了。

了解被蜇咬的症状表现，如何自救以及如何预防至关重要。被蜇咬是非常容易立即做出判断的。

（一）毒虫蜇咬

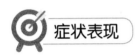

症状表现

1.局部表现

被蜇咬局部红、肿、热、痛，有麻木、瘙痒感等。依不同种毒虫蜇咬，表现有所不同，但局部的红、肿、热、痛是共同的。

2.全身表现

少数情况下，如被蜇咬者有过敏体质（事先可能并不知道），或有的人多次被蜇咬，体内产生了抗体，也就相当于变成了过敏体质。当被再次蜇咬时，则可引起过敏反应。轻者表现为荨麻疹、浮肿、哮喘，严重者可有头晕、恶心、胸闷，甚至淡漠、血压下降、少尿等过敏性休克的表现。最为紧急的是引起喉头水肿，导致严重呼吸困难、声音嘶哑，如不能及时救治，可因窒息而死亡。

如被大量蜂类蜇伤，则大量毒素进入体内，可引起严重中毒症状，出现发热、头晕、酱油色尿（血红蛋白尿）、少尿等，死亡率极高。需立即就近治疗以挽救生命。

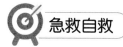 **急救自救**

1.仔细检查被蜇咬部位，如发现蜂刺，应小心用小针、刀尖等挑出，尽量不要用手指、镊子等挤压被蜇咬部分，以免毒液释出。

2.拔出毒刺后，局部用肥皂水彻底清洗，可中和并清除毒液，亦可在蜇咬处拔火罐，使毒液吸出。

3.如瘙痒明显，可局部涂糖皮质激素软膏，如皮炎平、氟轻松软膏。

4.有发热、头晕、风疹、荨麻疹等，说明已有全身过敏反应，需立即就近就医。根据病情可尽快得到抗组胺药、皮质激素类药、肾上腺素等治疗。并防止发展为过敏性休克、喉头水肿等更严重的致命后果。

这些治疗，小医院或卫生所均易做到，不要为了去远距离的大医院而耽搁救治时间。

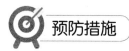 **预防措施**

1.远足时尽量远离草丛、灌木丛等，如发现蜂巢应绕行。教育儿童不要去追逐蜂类，更不要去捅马蜂窝。

2.穿浅色光滑衣服，不要穿颜色亮的衣服，也不要穿暴露过多的衣服，可穿户外活动的衣服，戴帽子、手套等。

3.野外涉足时不要涂香水。曾有香水味引起蜂蜇的报道，是否巧合尚不确定，但还是不用香水为好。

4.发现蜂类从身边飞过，应站立不动，让它自行飞离，不要用手去拍打、驱赶等，以免引起更多的蜂类围攻。

（二）毒蛇咬伤

首先需辨别是毒蛇咬伤还是非毒蛇咬伤。从蛇咬伤的牙痕可以判断是毒蛇或非毒蛇。毒蛇咬伤有两个针头大的牙痕●●，非毒蛇咬伤为 2 行或 4 行锯齿头的小牙痕（图 14-1）。如不易判断，则要按毒蛇咬伤处理。如是非毒蛇咬伤，除了局部的小牙痕外，无严重后果，局部牙痕也会很快愈合。

毒蛇咬伤　　　　　　　　　　　　　非毒蛇咬伤

图 14-1　蛇咬伤牙痕

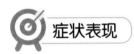 症状表现

不同的毒蛇咬伤后，出现症状的时间不同，临床表现也有所不同。毒蛇咬伤后，除有共同的全身表现如周身不适、四肢无力、头晕、眼花、气短甚至晕厥外，还有下列表现的一种或几种，或以其中一种为主。

1. 神经毒损害

咬伤一至数小时后症状出现并迅速加剧，出现眼睑下垂、视力模糊、斜视、语言障碍、吞咽困难、流口水等神经功能损害的症状，严重者呼吸浅快、不规则，最后呼吸衰竭。

2. 心脏毒和凝血障碍毒损害

咬伤后半小时至数小时出现症状。先是局部红、肿、疼，常伴水疱、出血、坏死。肿胀迅速向上扩展，可出现全身广泛出血点，甚至脑出血、消化道出血等凝血障碍的表现，并引起血红蛋白尿（酱油色尿），严重者可有心律失常、血压下降等心脏毒表现，以及少尿、无尿等急性循环衰竭和急性肾功能衰竭的表现。

3.肌肉毒损害

半小时至数小时后，出现肌肉疼痛、僵硬、进行性肌无力、腱反射消失、眼睑下垂、牙头紧闭等肌肉损害和坏死的表现。由于肌肉大量坏死产生大量钾离子引起严重心律失常，产生大量肌红蛋白引起肾小管堵塞，产生少尿、无尿导致急性肾功能衰竭。

亦可能有上述三种损害的混合表现，但常以其中一种表现为主。

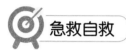

急救自救

1.绷扎：被咬伤肢体停止活动。在伤口肿胀部位上方（近心端）用绷带、毛巾、围巾等适当绷扎（如图14-2），以减少蛇毒向上扩散。但要注意，不要绷扎过紧，也不要用止血带，以免引起组织坏死。如是眼镜蛇咬伤，则干脆不要绷扎，否则易引起组织坏死，严重者不得不截肢。

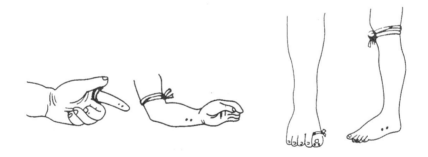

图14-2　蛇咬伤绷扎部位

2.伤口清创：在上述的有效绷扎后，被咬伤肢体置于下垂或低位，将遗留在组织里的残牙用针或刀尖细心剔除。

3.尽早服用蛇药，按说明立即口服首次剂量，同时按说明用一些药片碾末，用水调成糊，外敷在伤口肿胀区。以后按说明每隔数小时服用维持量，外敷药亦应每日更换一次，直至症状缓解。所以，野外旅游或工作时应备用蛇药。

治疗方案（可供医务人员参考）

除了对症处理，最主要的治疗是尽早、足量使用抗蛇毒血清。根据不同的毒蛇咬伤使用相应的抗蛇毒血清或多价血清，这需要到医院、卫生所后由医务人员酌情处理。

预防措施

1. 了解毒蛇咬伤自救及现场急救知识。

2. 在蛇出没处远足或工作，应穿防护靴和戴防护手套。

3. 随身携带蛇药片。

4. 如发现蛇类，应悄悄远离，不要惊动它。

十五　创　伤

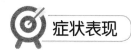 症状表现

（一）受伤史

这一点很重要，在日常生活中也常常容易发现，如摔伤、车祸、挤压伤以及刀伤、枪伤等。也有一些情况，伤者说不清或不能说，别人也未看到，这时就要根据临床的其他表现，大致判断并给予自救措施。

几年前，笔者的一位老同学，在马路边躺着并丧失意识，开始人们都以为是脑卒中，立即送医院，并请专家会诊认为可能是蛛网膜下腔出血。后经治疗后这位同学意识恢复，才告诉大夫，是有一个骑摩托车的人撞倒了他。有时，对于昏迷的患者来说，很难判断是脑卒中还是颅脑损伤，特别是对于老年人来说。但不论何种原因，保持头部稳定并尽快送医院是正确的。有时颅脑创伤引起的脑内病理变化与脑卒中是一样的。如颅脑损伤引起的颅内血肿与脑出血引起的脑内血肿；颅脑损伤引起的蛛网膜下腔出血与脑出血中自发性的蛛网膜下腔出血等。

（二）临床表现

根据受伤部位以及轻重的不同，创伤可以有非常不同的临床表现。但是不论哪个部位的创伤，也不管受伤的轻重，创伤常常有共同的临床表现：受伤部位的疼痛和局部的出血（闭合性创伤没有出血）。除了这两个共同特征外，依据受伤部位的不同，可以有不同的临床表现。

1. 颅脑损伤

可有意识模糊、嗜睡、谵妄、昏迷等意识障碍。

2. 脊柱脊髓损伤

可有全身瘫痪（颈部脊髓损伤）、下肢瘫痪／截瘫（胸腰部脊髓损伤）。

有时只有脊柱骨骼的损伤，但尚未波及脊髓神经，也就没有上述的全身瘫痪和下肢瘫痪。这时，固定损伤部位非常重要。

3.胸部创伤

可有呼吸困难、咳嗽、咯血等。

4.腹部创伤

可有腹痛、便血等。

5.四肢创伤

除了受伤局部的出血、瘀斑、肿胀外，常有受伤局部的活动障碍，如骨折、肌腱断裂等，有的可有受伤肢体的畸形。

笔者在不同场合遇到两个老人，一位是在路上滑倒，另一位是在出电梯时被电梯门撞倒。当笔者见到她们时，她们均是坐在地上，有一个共同特征，就是伤侧的脚外旋畸形。笔者一看就基本确定是股骨颈骨折。其中一位老人说："我的腿还能动，不是骨折吧？"笔者说不要动，等救护人员来。这两位老人后经 X 线检查都确定了上述诊断。笔者之所以这么肯定，是因为只有这种骨折才可以表现为这种特殊的畸形。

总之，根据可能的受伤史，再结合上述的临床表现，特别是受伤局部的疼痛、出血、活动障碍等，做出创伤的判断，一般并不难。进一步可根据伤者疼痛出血的部位，有无意识障碍、肢体活动障碍等大致判断受伤的部位和轻重等。

有一类特殊的创伤，称为腹部钝性损伤，也就是人们平常说的腹部内伤。伤者皮肤可能看不出损伤，但有腹腔内脏器的损伤，如肝脏、脾脏、肾脏破裂引起大量内出血；胃肠、膀胱等破裂穿孔引起急性腹膜炎，出现腹膜刺激征等。在遇到创伤者应想到这种可能。

笔者刚参加工作时，还是一名"菜鸟"。有一次遇到了一个打架受伤的男孩，腰部被刺了一刀。当时伤者意识清楚，是捂着伤口自己跑来就诊的。笔者突然想到会不会伤到肾脏？于是让男孩当场尿了一下，结果尿出来的全是鲜血。这一定是肾脏被刺伤了，于是紧急让救护车送到上级医院并立即进行急诊手术，经过了剖腹探查和肾脏伤口的修补并清洗了腹腔，之后患者恢复得很好。

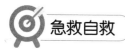 **急救自救**

无论有无医务人员在场，创伤后现场第一时间的救助是非常重要的。以下几点性命攸关，并且影响治疗和预后。

（一）心肺复苏

如伤者出现心脏骤停、呼吸停止则应立即实施心肺复苏（见"一 心脏骤停 急救自救"）。对于心脏骤停的快速识别非常重要，但有时也很困难，为了防止施救人员犹豫不决而丧失宝贵的抢救时间。《2015AHA 心肺复苏和心血管急救指南》已不再强调检查大动脉搏动和看、听、感觉呼吸是否存在，只要患者突然神志丧失或晕厥，轻拍患者并大声呼叫无任何反应；看不到呼吸或有叹气样呼吸（如人们所说的，只有吐气没有吸气）就应判断为心脏骤停并立即开始胸外按压以及后面的操作（即 CAB），如有除颤器在现场可立即除颤（即 D）。

（二）保持呼吸道通畅

1. 常见的呼吸道阻塞的原因

（1）颌面、颈部受伤，血液、凝血块、骨碎片、呕吐物等阻塞气道；

（2）严重颅脑损伤致昏迷，口腔分泌物、呕吐物等吸入而阻塞气道；

（3）肺部损伤的出血以及气道损伤等致气道阻塞。

所以，任何重度创伤都要密切注意有无呼吸道阻塞的表现。呼吸困难、口唇青紫、痰鸣音很强等，都是气道堵塞的征象，这时应立即开放气道。

2. 开放气道

（1）用手指套、手巾等掏出口咽部的堵塞物；

（2）取掉假牙；

（3）伤者取仰卧位，医者抬起伤者下颌，使下颌线与地面垂直；

（4）待气道阻塞解除后，应使患者成侧卧位。

3.行环甲膜穿刺

非常紧急情况下，可行环甲膜穿刺，或小刀尖刺穿环甲膜。环甲膜位置：从喉结最高处向下轻轻触摸，2~3cm处有一个黄豆大的小凹陷，即为环甲膜。环甲膜用小刀尖刺穿，这听起来挺可怕，但实际上并不难，任何稍微受过教育的人都可以做到，有时这招可救人一命。当然这只是在非常紧急情况下，伤者气道完全阻塞出现窒息时才采用。对于严重受伤者，即使还未出现呼吸道阻塞的表现，也应严密观察，并保持伤者侧卧位。

（三）止血

任何创伤均有出血，有的出血体表看不到，为内出血。严重创伤出血可以很多，并危及生命。体表的出血见于任何开放性创伤，出血容易被发现。救助时重要和首要的环节就是止血，尤其对于大量出血的伤者，止血常可挽救生命。体表出血的常用止血方法有压迫止血和止血带止血。

1.压迫止血

用于躯干、四肢、面部等任何体表部位的止血。用纱布、敷料等盖住伤口，加纱布（或敷料）后以绷带加压包扎。一般来讲，出血部位纱布等应较厚，使其高出周围，这样包扎后则压力较大。如没有医用材料，在紧急情况下，毛巾、头巾、布料等均可使用。如伤者出血量很小，又没有消毒或干净的材料使用，则不必用不干净的材料包扎，可能增加伤口感染的机会。

2.止血带止血

用于四肢大出血。将止血带紧扎在伤口的近端（离心脏近的一端），不必太紧，以止住出血为度。（如图15-1）

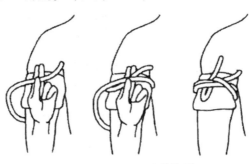

图15-1　近心端的位置

使用止血带止血时要注意：

（1）止血带与肢体接触面积应较大，这样可减少神经损伤。如无止血带，用宽布衣、毛巾、头巾等代替亦可。但禁用细绳、电线等。

（2）每隔1h，放开止血带1~2min。止血带使用总时间不应超过4h。

（3）止血带上应注明开始使用的时间，以便接诊医生了解。

如有内脏出血、体表又看不到，俗称"内出血"，这是无法在体外止血的。如发现伤者面色苍白，有条件测血压，又看到血压降低，则很可能有内出血。这时旁边的人常常无能为力，只能尽快送医院。

3. 指压止血

在伤口的上方，即近心端找到跳动的血管，用手指紧紧压住。这是一种紧急的临时止血法，同时尽快准备材料后用如上述的加压止血或止血带止血方法。指压止血常常用于动脉大出血的临时止血，操作人员需有一定的医学知识并熟悉各部位血管出血的压迫点。

（四）包扎

包扎伤口可减少污染并压迫止血。用消毒敷料等覆盖伤口后用绷带包扎，有的伤口可用"四头带""三角巾"等包扎。包扎一般不难，只要稍微知道一点即可操作。但是下列几点仍要注意：

1. 包扎的松紧度要适当，既保证敷料能固定在伤口部位并压迫止血，又不影响血液循环。

2. 覆盖伤口的敷料要大些，尽量超过伤口外缘5~10cm。

3. 如遇外露的骨折端或腹腔内脏器等，不要轻易还纳，而应使用干净器皿保护后再包扎，不要将敷料直接包扎在脱出的组织上。腹部组织脱出（如大网膜、小肠等）应先用干净碗扣在脱出的组织上，碗要足够大，能全部覆盖脱出的组织，然后再行包扎。如现场无敷料、绷带等医疗材料，则可就地取材，用尽可能干净的毛巾、手绢，甚至衣服等包扎。如实在没有干净的材料可用于包扎，伤口又不大，出血也不多，则权衡利弊来决定是否用不干净的材料包扎。

（五）固定

这一环节非常重要，特别是在可能有颈椎、胸椎、腰椎损伤时。

1. 在不清楚有无颈椎、胸椎、腰椎损伤时，应固定颈部和躯干，以避免波及脊髓神经的二次伤害而导致永久瘫痪。

笔者刚开始从医时，在煤矿医院工作，脊髓神经的二次伤害方面的教训见得实在太多了。有的人颈椎受伤，在现场发现伤者时，伤者四肢均能活动。但救护人员没有固定颈椎，在抬起患者和运送过程中造成颈脊髓的二次伤害，待送到医院时，四肢已不能动了。有的人胸腰椎受伤，刚开始下肢还能活动，也有知觉，但在搬动过程中没有固定躯干，送到医院时，双下肢已瘫痪并且大小便失禁。脊髓损伤导致瘫痪常常是不可逆的，会伴随余生。这些教训太惨痛了，多年过去仍记忆犹新。对于伤者，只要有可能脊椎受伤，都要常规固定颈部和躯干部，然后伤者平卧，由担架运送。

2. 对于骨、关节损伤的伤者，应固定受伤肢体，可就地取材用木条、木板、硬纸板等加布条固定，这样可以大大减轻伤者疼痛，并防止骨折端刺伤神经、血管等重要组织。即使有肢体的畸形也不要试图去矫正，保持伤后的肢体状态固定就可以了。严重的软组织损伤，如肌腱断裂、肌肉韧带撕裂等也需要固定受伤部位的肢体。

（六）搬运

可由担架等搬运到医院。

对于上述谈到的可能有脊柱损伤者，在搬运时必须保持颈部和躯干部稳定，切勿弯曲和扭动。对于昏迷者，应将伤者头偏向一侧或置于侧卧位以避免呕吐物阻塞气道。

以上的（三）止血、（四）包扎、（五）固定、（六）搬运就是创伤急救的四大基本技术。

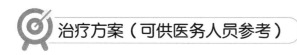 **治疗方案（可供医务人员参考）**

1. 严重创伤危及生命的，如大出血、窒息、张力性气胸等做临时的紧急处置，如止血、人工呼吸、胸腔穿刺等；如遇心脏骤停则紧急实行心肺复苏。

2. 严重受伤者要严密监护，保持呼吸道通畅，补血补液等积极抗休克治疗。

3. 根据受伤部位不同，请不同科室医生会诊或接诊，如颌面损伤请口腔科医生，胸部创伤请胸外科医生，腹部创伤请普外科医生，四肢创伤请骨科医生，颅脑损伤、脊柱损伤请神经外科医生等。

4. 有的创伤需要做一些相应的手术。如颅脑创伤的血肿清除术，脏器破裂的修复术，骨折脱位的复位固定，肌肉、肌腱断裂的修补术或固定术等，需要各相应科室的医生决定实行何种手术。

大部分的开放性创伤需做局部的清创术和缝合术。在伤后 6~8h 内彻底清创缝合，常可良好愈合。当然清创缝合愈早则效果愈好。如伤口污染重或已超过 8h，则只能暂不结扎缝线，需观察 24~48h，无感染征象后再做缝线的结扎。

5. 药物治疗，以下几个方面很重要。

（1）预防感染：只要是开放性创伤，无论轻重都要预防感染。需做清创和缝合，用无菌敷料覆盖并用绷带包扎，有的创伤要用抗生素预防感染。创伤后一般需及时注射破伤风抗毒素，一般在受伤后 12h 内注射可起到良好的预防作用，当然越早越好。

（2）止痛：轻度疼痛可用安痛定、去痛片等，重度疼痛则可用吗啡、杜冷丁等注射，止痛可减轻痛苦，防止疼痛性休克，并且对患者的康复有利。

（3）心理治疗：也很重要，可缓解伤者的恐惧、焦虑及可能的创伤后精神病，并且可以帮助伤者用较好的心态争取早日康复。除了主管医生的心理辅导，必要时可请心理医生来做治疗。

更重要的是，进入急诊室后一切应遵照医生的指示，积极配合治疗。

预防措施

这个问题太广泛了，以至于很难全面叙述。但有几方面是我们应该时刻注意的：

1. 劳动时严格遵守操作规范。

2. 驾车时精神集中，绝对避免酒后驾驶、疲劳驾驶，并且严格遵守交通规则。

3. 旅游时尽量避开有可能招致创伤危险的地点，遵守当地的安全规则等。

十六　溺　水

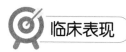 临床表现

溺水的识别很容易，首先是有溺水史，其次是以下表现：

1.当溺水者被救出后，常处于昏迷状态，并且四肢冰冷、面部浮肿、口唇发绀的状态。

2.由于呼吸道阻塞，导致呼吸停止，心跳可能很微弱（呼吸停止时间很短时，即几十秒内），亦可完全停跳（心脏骤停）。

3.口鼻充满泡沫、泥沙或杂物，有的上腹部膨胀。

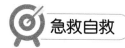 急救自救

最重要的是迅速使呼吸道通畅、改善通气，可采取如下方法。

1.撬开溺水者的口腔，清除口鼻内的泥沙、污物等，并将舌头拉出，避免舌后坠堵塞呼吸道。

2.倒水：对于呼吸道堵塞的溺水者，可先行倒水。常用的方法有以下几种：

（1）施救者半跪，溺水者与施救者身体垂直，将溺水者腹部放在施救者膝部并使其头部下垂，施救者按压溺水者背部。

（2）拖住溺水者双腿，将其俯卧位腹部扛在肩上，施救者可以小跑抖动，使胃、肺内积水倒出。

（3）溺水者俯卧位，施救者抬起其腹部，使头部下垂。

注意：倒水要迅速，绝不能因此延误人工呼吸和胸外按压。

如溺水者呼吸道已通畅，无任何堵塞，可不必倒水而立即进行人工呼吸。

也有本来就属于干性溺水，喝的水很少，但引起喉部痉挛而导致窒息，这时倒水也无用。

3. 人工呼吸是抢救溺水的关键，以前介绍的方法虽然多，但最切实、有效的还是口对口人工呼吸（见"一 心肺复苏 急救自救"）。方法：施术者深吸一口气，随后捏住溺水者鼻孔，对其口内吹气。注意吹气时要看到溺水者胸廓稍隆起，表示气已进入肺部，可规律反复吹气数次，当看到溺水者有反应能自己呼吸即停止吹气。

4. 胸外按压：如已摸不到颈动脉搏动，则表明心跳已停止，这时应立即进行胸外按压（见"一 心肺复苏 急救自救"），并与人工呼吸（吹气）以30：2协调进行，即胸外按压30次后做2次人工呼吸。如此反复进行，直到患者有反应或意识恢复。同时立即拨打120急救。

经过上述的紧急救助，许多溺水者可以起死回生。

一般地讲，如能在溺水1~2min内得到正确救助，则成功率几乎为100%；如在溺水后4~6min之内得到正确救治，则成功率可达到90%，即使从水中救出时已停止了呼吸；如超过6~9min，则死亡率可达65%；如超过25min才救出，则几乎100%会合并严重后遗症或死亡。

 治疗方案（可供医务人员参考）

现场救治成功，即溺水者的自主呼吸、心跳均已恢复，这并不代表患者可以健康地存活下来。复苏后的进一步治疗非常重要，特别是溺水时间较长者，处理不好仍可能前功尽弃。当然这是在医院的进一步治疗。

溺水复苏后进一步治疗的原则与心肺复苏后进一步治疗的原则是一致的，即维持有效的循环，维持有效的呼吸，保护脑、肺、肾等重要器官，维持体内水、电解质、酸碱平衡以及支持疗法等（见"一 心脏骤停 治疗方案"）。对于溺水者来说，特别要注意纠正低氧血症和防治肺水肿。下面分别介绍：

（一）纠正低氧血症

前面谈到过溺水最重要的病理生理变化是窒息产生的严重低氧血症，所以纠正低氧血症是溺水复苏后的首要的措施。

1. 可吸入较高浓度的氧（如 2~4L/min）或高压氧舱治疗。

2. 如呼吸很弱可使用呼吸兴奋剂，如尼可刹米、洛贝林等，如仍不行，可考虑机械通气。

3. 吸氧的湿化瓶中加入 30% 的酒精作为除泡沫剂，以减低溺水后肺部水分的表面张力，改善气体交换。

（二）防治肺水肿

溺水后极易出现肺水肿，需尽早防治。

1. 肺水肿的发生与溺水后大量吸入水有关。最初抢救时倒水可减少或减轻肺水肿的发生。

2. 注意左心功能。急性左心衰亦可加重肺水肿，这时可用西地兰或毒毛花苷 k 静脉注射，亦可配合使用速尿、氨茶碱、地塞米松。

3. 控制液体入量是避免引起或加重肺水肿的重要措施。可采用前一天液体的出量（包括尿量 + 呕吐物中的水分）+500ml 作为全天的液体总入量。

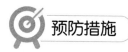 **预防措施**

1. 孩子在水边玩耍时，家长要时刻关注，不让孩子离开自己的视线。

2. 避免孩子独自游泳，并选择有专业救护人员的正规游泳场（馆），遵守场（馆）内相关规定。

3. 切不可到情况不明的野生水源去游泳。

4. 游泳时，在水中玩耍时，要远离排水口。

5. 在水中不要吃东西，避免呛噎。

6. 教会孩子在游泳时如何自救，如腿抽筋、呛咳时如何自救。

十七　触电（电击）

症状表现

1.轻度触电者，出现惊恐、心悸、头晕、头痛、面色苍白，并有触电局部的灼伤。

2.严重触电者，如高压电击、雷击或家庭用电触电。家庭用电虽属低压电，但触电可引起肌肉痉挛而使触电者不能脱离电源（俗称"吸住了"），如不能及时脱离电源可致死亡。因家庭用电的频率为50Hz，更易导致心室颤动，亦即心脏骤停。严重触电者常意识丧失（昏迷）、心跳、呼吸停止。

急救自救

1.立即脱离电源

应迅速切断电源（如室内有电闸、开关等）。如来不及切断电源，也应立即使触电者离开电源，注意要用绝缘物，如干木头、塑料等将触电者推开。不要因为着急、慌乱而用金属物、湿的东西等去推触电者，这样不仅救不了触电者，反而连带施救者一起触电。

2.脱离电源后的处理

轻度触电者只需安静休息，随后处理灼伤处就可以了。

严重触电者常有心脏骤停、呼吸停止、意识丧失。这时应立即实行心肺复苏（见"一　心脏骤停　急救自救"）。因为电击引起的心脏骤停多为心室颤动（心脏骤停中约90%为心室颤动），所以抢救成功率较高。有的触电者心脏骤停已超过4~6min，甚至更长时间仍可能救活。同时紧急拨打120求救。

对于触电者，现场可以做到的主要就是这些了。如能复苏成功则尽快送医院做进一步的治疗。

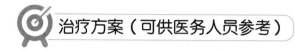

治疗方案（可供医务人员参考）

到医院后，即实行心肺复苏成功后的进一步治疗（ALS）（见"一 心脏骤停 治疗方案"）。但电击后的治疗有其特殊注意的要点，现叙述如下：

1. 心电监护

经电击而复苏成功者，都要进行至少48h的心电监护。因为电击后易发生迟发的心律失常，有些是严重的心律失常，如室速、频发多源性室性早搏，如一旦发现，应立即治疗，可用利多卡因、普鲁卡因、酰胺、胺碘酮等注射，如病情紧急，亦可再次电复律。

2. 防治急性肾功能衰竭

严重电击伤后组织坏死产生的大量产物，如肌球蛋白、肌红蛋白、血红蛋白等，可引起肌球蛋白尿、肌红蛋白尿，严重者导致急性肾功能衰竭。防治急性肾功能衰竭基本措施如下：

（1）补充液体，常用乳酸钠林格注射液、生理盐水等，快速静脉点滴，以迅速恢复循环血量。要维持尿量50~75ml/h，如已出现肌球蛋白时，要使尿量达到100~150ml/h。一般来讲，电击后的输液量要大于常规输液量，但也要注意引起急性左心衰（肺水肿）的问题。

（2）碱化尿液，静脉输注碳酸氢钠50mmol/L，使血液pH酸碱度维持在7.45以上（正常pH酸碱度7.35~7.45），即尿液偏碱性。

（3）如已有严重肌球蛋白尿，并已输入足够液体，但尿量仍未达到100~150ml/h时，需要在1000ml液体中加甘露醇12.5g输入，直到化验尿显示肌球蛋白已消失后停用。

注意：严重血容量不足，如电热灼伤者，在未恢复有效循环血量前，避免静脉输入甘露醇。

（4）经上述治疗后仍无效的急性肾功能衰竭，可考虑血液透析。

对于严重触电者，上述的"1. 心电监护"和"2. 防治急性肾功能衰竭"是其两项特殊重要的治疗。

3. 电击后的外科处理

（1）清创术：特别注意，有些需切开减压，并清除坏死组织。即使是可疑的坏死组织，如肌肉颜色改变，切时肌肉收缩减弱等也应一并切除。如组织缺损多，肌腱、血管、神经、骨骼等暴露，在彻底清创后可用皮瓣修复。如不能确定坏死范围，可先用异体皮或异种皮暂时覆盖，2~3天后再行检查，继续清创后再植皮。

注意：这类患者在静卧时，可能血管悄然破裂，大量出血而休克，应注意观察。遇此情况，尽量找到破裂血管，在其近心端正常血管处结扎。

（2）注射破伤风抗毒素。

（3）早期应用抗生素，严重深部电灼伤者要特别警惕厌氧菌感染，局部尽量暴露，并用过氧化氢（俗称双氧水）冲洗、湿敷等。

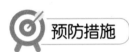 **预防措施**

（一）普及安全用电常识

包括湿手不要接触电源、电器等，将电器插头插入电源时，注意手只能接触绝缘部分，不让儿童玩电源、电器等。

（二）检查家用电线线路

如有漏电需及时更换和维修，大的电器都要外壳接地线防止漏电。

（三）雷雨天防止雷击

1. 不要在空旷地树下避雨、打伞。

2. 万一在空旷地遇到雷电，立即卧倒。

3. 雷雨天不要游泳或做其他水上运动。

4. 雷雨天室外工作者切勿站在高处，不要在田野中走动，也不要接触天线、水管、铁网等。

当然，如有条件，雷雨天气尽量不要外出。

（四）大雨天远离带电设备

大雨天，即使不打雷，也要注意远离电线、路灯等带电设备，以防漏电。

（五）进行有关电源、电器的工作时，严格遵守操作规范

进行电工作业时穿绝缘鞋、戴绝缘手套。在工作时一般至少两人在场等。

十八 中 暑

症状表现

根据发病机制、临床表现的不同，中暑可分为以下 4 类。这 4 类可以顺序发展，也可以交叉重叠。

1. 热痉挛

大量出汗和大量饮用不含钠、钾等电解质的饮料后，可出现头痛、头晕以及四肢、腹壁肌肉痉挛，表现为四肢抽筋、肚子痛等，常为中暑的早期表现。所以热痉挛主要表现为抽筋。

2. 热衰竭

多见于老年人、儿童、慢性病患者。常因体液丢失过多，引起循环血量不足。表现为多汗、疲乏、无力、头痛、恶心、呕吐和肌痉挛等。严重者心率增快，血压降低，甚至晕厥。但中心体温（直肠温度）不超过 40℃，可无神志障碍。热衰竭主要表现为血容量下降。

3. 热射病

高热（中心体温 > 40℃）伴神志障碍。早期受损器官依次为脑、肝、肾和心脏。依发病时状态不同，热射病分为劳力性热射病和非劳力性热射病。

（1）劳力性热射病：多见于青壮年，从事剧烈运动或体力劳动数小时后发病。有大量出汗（约占 50% 的患者），心率增快，可达 160~180 次 /min，可发生横纹肌溶解，急性肾、肝功能衰竭，DIC 等，病死率高。

（2）非劳力性热射病：多见于拥挤、通风不良城市中的老年体衰居民，或者有精神分裂症、帕金森病、慢性酒精中毒、偏瘫、截瘫患者。与劳力性热射病不同，这些患者常常无汗（占 84%~100%），皮肤干热、发红，中心体温可达 46.5℃，初期表现为行为异常或癫痫发作。继而出现谵妄、昏迷和瞳孔对称缩小。严重者出现低血压、休克、心律失常、心力衰竭、肺水肿、脑水肿等。少数患者可发生急性肾功能衰竭，可有轻中度DIC。常在发病后24h左右死亡。

热射病总死亡率为20%~70%，50岁以上高达80%。病情危急需尽快救治。

4. 日射病

持续烈日曝晒，紫外线透过颅骨照射脑组织，引起头部血管扩张、脑膜充血、头部温度和身体温度升高，出现神志异常。日射病是中暑中最严重的致命急症，若不能及时救治，死亡率可高达40%~50%。

综上所述，热痉挛是中暑的早期表现，以后可出现热衰竭，中暑最严重的类型是热射病和日射病，死亡率很高。

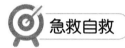

急救自救

中暑救助最关键的是快速降温。降温的速度决定了中暑患者的预后。对于常见的劳力性热射病患者，降低体温的时间段已由过去的黄金1h，改为黄金半小时。对于日射病，如能在1h内将体温降至38℃以下，则死亡率可由40%~50%降至5%。

要做到快速降温，可采用如下较容易做到的方法，即体外降温的方法。

1. 将患者迅速移至通风良好的低温处，脱去衣服，同时进行皮肤、肌肉按摩以促进散热，但这方法降温仍然较慢。

2. 对于无虚脱者，如有条件，可将患者身体除头部外均浸浴在冷水中，甚至冰水中，同时不断搅动水。这是目前推荐的快速降温的金标准。这种方法可在20min内将体温从43℃降至40℃以下。

3. 对于虚脱者，即表现为面色苍白、发绀、神志淡漠、反应迟钝或烦躁不安、少气乏力，则不宜用冷水浸浴，可用冷水毛巾反复擦拭皮肤，并用电扇、空调等降温。

4. 当上述体外降温效果仍不满意，亦可大量喝下冰镇淡盐水并大量排尿以降温。

5.穴位按摩：大椎、曲池、合谷、足三里、内关等穴位，指压点按，反复进行3~5min。

6.擦药疗法：用风油精把手涂湿，或取精盐一小把，揉擦中暑者的两手腕掌侧、双足心、两肋、前后心等，揉擦出许多小红点为好，适用于先兆中暑或轻度中暑的患者。

7.三棱针点刺放血：大椎、曲池、十宣、曲泽、委中、金津、玉液等穴位。

当体温降至39℃时，即应停止降温。上述方法尤其是冷水浸浴等体外降温的方法是有效的，而且施救者较容易做到。

🎯 治疗方案（可供医务人员参考）

（一）继续降温

如体外降温和喝冰盐水等方法效果较差时，可用下列方法。

1.体内降温

可用冰盐水洗胃、灌肠。如效果仍不满意，可用无菌生理盐水腹腔灌洗或做血液透析。这些方法只有到医院后才能实行。

2.药物降温

热射病患者，如应用解热镇痛药，如阿司匹林、布洛芬、萘普生、扑热息痛等常常无效，而且可能有害，有报告说有一定危险性。所以中暑降温时不建议使用这类药物。

药物降温可用人工冬眠的方法，使用中需注意观察体温、血压、脉搏、呼吸等生命体征。如血压有下降趋势，需减慢滴数或停止给药。人工冬眠配方可用：氯丙嗪8mg+哌替啶25mg+异丙嗪8mg加入250~500ml生理盐水或GS中缓慢ivgtt。

（二）并发症的治疗

1. 昏迷

（1）气管插管：保持呼吸道通畅，防止误吸。

（2）颅内压增高：可用甘露醇 1~2g/kg ivgtt，30~60min 内输入。

（3）痫性发作：安定注射液 10mg iv。

2. 低血压

用生理盐水、乳酸钠林格注射液等等张晶体液 ivgtt，最初 4h 可补充 1200ml，必要时可使用异丙肾上腺素静脉滴注，不要用血管收缩药，以免影响皮肤散热。

3. 多器官衰竭

依病情对症治疗。

（1）横纹肌溶解应输液使尿量至少保持在 2ml/(kg·h)，并且尿 pH > 6.5。

（2）心力衰竭合并肾功衰竭时慎用洋地黄。如持续无尿或尿毒症高血钾，则要考虑血液透析或腹膜透析。

（3）应用 H_2 受体拮抗剂（雷尼替丁等）或 PPI（奥美拉唑等）预防应激性溃疡或上消化道出血。

（4）DIC 输注新鲜冰冻血浆和血小板。

（三）监护

1. 监测体温变化，逐渐使体温降至 37~38℃，直到体温正常并稳定。

2. 留置 Foley 导尿管，监测尿量，保持尿量 > 30ml/h。

3. 做紧急血气分析时，其结果应依照升高的体温予以校正。当体温超过 37℃时，每升高 1℃，则 PaO_2 降低 7.2%，$PaCO_2$ 增加 4.4%，pH 降低 0.015。

4. 严密监测有关 DIC 的实验室参数：纤维蛋白原、纤维蛋白降解产物、凝血酶原时间以及血小板等。

预防措施

1.了解中暑的原因,在炎热天气室外活动时,应穿宽松、浅色、透气的衣服,在阳光下戴浅色遮阳帽等。

2.夏季暑热天气尽量减少户外活动,避免在 10：00~16：00 的阳光下曝晒。

3.老年体弱、慢性病患者、产褥期妇女注意居住环境通风,有条件则安装空调、电扇。

4.暑热天气注意多饮水,并补充盐分等。一个简单的常识是:如出汗很多又不觉口渴,那就是体内缺少钠等电解质,可吃得咸些或喝淡盐水。当然饮用一些电解质饮料更好。

5.在高温环境下工作者,更要注意多饮用含钠、钾、镁、钙等电解质的防暑饮料,并尽量注意工作环境的通风,如使用电扇等。

6.如中暑已恢复,在数周内应避免阳光下剧烈活动。

注

1. 专业机构英文缩写和中文含义

AHA：美国心脏协会

ASA：美国卒中协会

ACC：美国心脏病学会

HRS：美国心律协会

ESC：欧洲心脏病学会

ESHA：欧洲心脏病协会大会

2. 疾病名称英文缩写和中文含义

VF：心室颤动（简称室颤）

VT：室性心动过速（简称室速）

AF：心房颤动（简称房颤）

PSVT：阵发性室上性心动过速（简称室上速）

TIA：短暂性脑缺血发作

STEMI：ST 段抬高型心肌梗死

NSTEMI：非 ST 段抬高型心肌梗死

ACS：冠状动脉综合征

CCS：慢性冠脉综合征

AHF：急性心衰

CHF：慢性心衰

HFrEF：射血分数降低性心衰

HFpEF：射血分数保留性心衰

HFmEF：射血分数中间值心衰

DIC：弥漫性血管内凝血

PET：肺血栓栓塞症

DVT：深静脉血栓形成

3. 医学术语英文缩写和中文含义

BLS：基础生命支持

ALS：高级生命支持

CPR：心肺复苏

GS：葡萄糖溶液

NS：生理盐水

SBP：收缩压

DBP：舒张压

SPO_2：血氧饱和度

EF：射血分数

PaO_2：氧分压

$PaCO_2$：二氧化碳分压

4. 治疗技术英文缩写和中文含义

PCI：经皮冠状动脉介入治疗

GABG：冠状动脉搭桥术

ICD：植入型心律转复除颤器

RFCA：射频消融

5. 辅助检查英文缩写和中文含义

CT：计算机断层扫描

MRI：核磁共振

CAG：冠状动脉造影

6. 药物英文缩写和中文含义

t-PA：组织型纤溶酶原激活剂

NSAIDs：非甾体类抗炎药

GPIIb/IIIa 受体阻断药：血小板膜糖蛋白 IIb/IIIa 受体阻断药

ACEI：血管紧张素转化酶抑制药

ARB：血管紧张素 II 受体拮抗药

ARNI：血管紧张素受体脑啡肽酶抑制剂

SABA：短效 β_2 受体激动剂

LABA：长效 β_2 受体激动剂

SAMA：短效抗胆碱药

LAMA：长效抗胆碱药

ICS：糖皮质激素

PPI：质子泵抑制剂

7.处方中英文缩写和中文含义

iv：静脉注射

ivgtt：静脉点滴

ih：皮下注射

id：皮内注射

po：口服

Qd：每日 1 次

Bid：每日 2 次

Tid：每日 3 次

Qid：每日 4 次

参考文献

[1]American Heart Association. 2020 American Heart Association guidelines for cardiopulmonary resuscitation and emergency cardiovascular care [J]. Circulation,2020.

[2]Kleinman ME, Goldberger ZD, Rea T, et al. 2017 American Heart Association focused update on adult basic life support and cardiopulmonary resuscitation quality：an update to the American Heart Association Guidelines for Cardiopulmonary Resuscitation and Emergency Cardiovascular.

[4] 葛均波，徐永建 . 内科学 [M]. 第 8 版 . 北京：人民卫生出版社 ,2013.

[5] 陈孝平，王卫平 . 外科学 [M]. 第 8 版 . 北京：人民卫生出版社 ,2014.

[6] 彭斌，吴波 . 中国急性缺血性脑卒中诊治指南 2018[J]. 中华神经科杂志 ,2018,51(9)：666-682.

[7] 李建平，卢新政，霍勇，等 .H 型高血压诊断与治疗专家共识 [J]. 中华高血压杂志 ,2016,24(2)：123-127.

[8] 张小雪，张京芬 . 国内急性期缺血性脑卒中的溶栓治疗现状分析 [J]. 中华老年心脑血管病杂志 ,2015,17(2)：222-224.

[9] 晕厥诊断与治疗中国专家共识 (2018)[J]. 中华心血管病杂志 ,2019(2)：96-107.

[10] 直立倾斜试验标准操作流程中国专家推荐意见 [J]. 中国循环杂志 ,2016,31(8)：807-808.

[11]January CT, Wann LS, Alpert JS, et al. 2014 AHA/ACC/HRS guideline for the management of patients with atrial fibrillation: a report of the American College of Cardiology/American Heart Association task force on practice guidelines and the Heart Rhythm Society[J/OL]. J Am Coll Cardiol,2014[2014-4-16]. pii:S0735-1097(14)01740-9.DOI:10.1016/j.jacc.2014.3.22.[publish online ahead of print March 28,2014].

[12]Camm AJ, Kirchhof P, Lip GY, et al Guidelines for the management of atrial fibrillation: The Task Force for the Management of Arial Fibrillation of the European Society of Cardiology(ESC)[J]. Eur Heart,2010,31:2369-2429.

[13] 王华 , 梁延春 . 中国心力衰竭诊断和治疗指南 2018[J]. 中华心血管病杂志 ,2018,46(10):760-789.

[14] 张健 , 张宇辉 . 中国心力衰竭诊断和治疗指南 2014[J]. 中华心血管病杂 ,2014,42(2):98-122.

[15] 黄峻 . 急性心力衰竭诊断和治疗指南 [J]. 中华心血管病杂志 ,2010(3):195-208.

[16] 沈华浩 . 支气管哮喘防治指南 (2016 年版)[J]. 中华结核和呼吸杂志 ,2016,39(9):675-697.

[17] 中华医学会呼吸病学分会肺栓塞与肺血管病学组 . 肺血栓栓塞症诊治与预防指南 [J]. 中华医学杂志 ,2018,98(14):1060-1087.

[18] 急性肺栓塞诊断与治疗中国专家共识 (2015)[J]. 中华心血管病杂志 ,2016,44(3):197-211.

[19] 急性非静脉曲张性上消化道出血多学科防治专家共识 (2019 版)[J]. 中华消化外科杂志 ,2019(12):1094-1100.

[20] 柏愚 . 急性非静脉曲张性上消化道出血诊治指南 (2015 年 , 南昌)[J]. 中华消化杂志 ,2015,35(12):793-798.

[21] 中国医师协会急诊医师分会 . 急性上消化道出血急诊诊治流程专家共识 [J].
    中国急救医学，2015，35(10)：865 － 873.

[22] 黎敏，李超乾，卢中秋，等 . 急性中毒诊断与治疗中国专家共识 [J]. 中华
    急诊医学杂志 ,2016,25(11):1361-1375.

症状索引